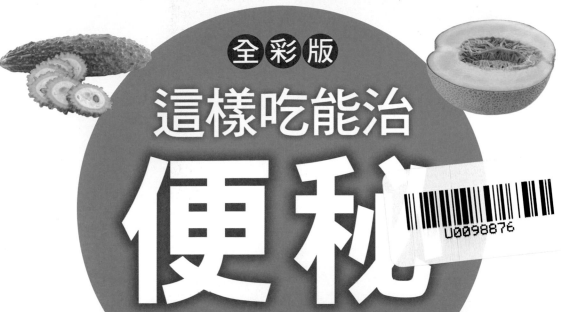

全彩版

這樣吃能治
便秘

柴瑞震◎著

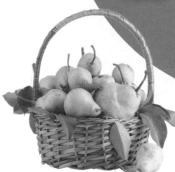

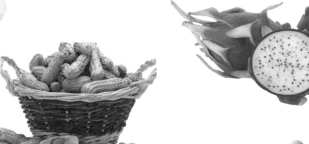

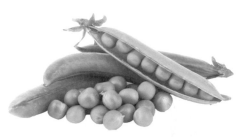

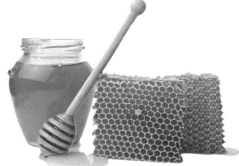

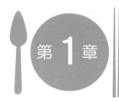

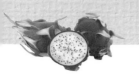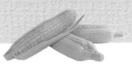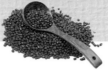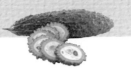

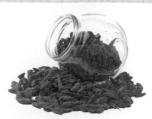

第3章

藥材通便功效大，調理腸胃全靠它！/ 190

第4章

便秘的正規治療與生活常識 / 212

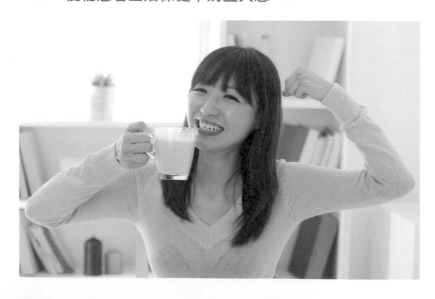

　　便秘是日常生活一種常見症狀，都說便秘不是病，但它卻是人體健康的一個隱患。有報導指出，「一天不排便等於吸一包煙」。可想而知，每天一次的排便對身體健康有多重要。

　　生活中引起便秘的原因複雜多樣，人們受飲食結構、精神心理和社會因素的影響，使得便秘的發病率逐步走高。據調查，便秘的患病率為27%，但只有一小部分人會及時就診，絕大多數人往往不予理會；實際上，便秘的危害已超出想像。

　　人體通過「排便」將身體內的廢物排走，會使身體重新輸入更多更好的新鮮物質，如果大便不通，積存在體內的廢物遺留下來的酸性會導致身體內的代謝變得緩慢，身體內就會存有很多毒素，一旦積存毒素，外在表現就會出現痤瘡、口臭等症狀，一部分人還會出現膚色暗沉，臉色難看，而這些都還只是便秘危害中的一小部分。長期便秘不僅讓人難受，生活品質下降，更會誘發如痔瘡、肛裂等疾病，同時還會損害我們的肝功能，加重心臟血管的負擔，嚴重的還會導致不孕不育，妨礙性生活的和諧。

　　既然便秘這麼「可怕」，那患了便秘要怎麼辦呢？其實，對待便秘也不用過於驚慌，通過飲食療法就能預防和調理。都說「吃」是一門學問，這話不假！吃什麼，怎麼吃能防治便秘呢？這本書就是一個不錯的選擇。

　　本書從飲食療法入手，對一些生活中與便秘相關的飲食常識進行介紹，同時精挑細選了80多種能防治便秘的各種食材。可別小看這些食材，它對於調理便秘可謂功效強大。書中針對每一種食材推薦了相應的食譜，每道菜都配有一個專屬的QR Code，通過掃描QR Code，就能立即免費觀看這道菜的製作影片，實作與學習同步，為您呈現一種全新的閱讀體驗。有了這本書，調理便秘再也不是難事，跟著這樣吃就對了！

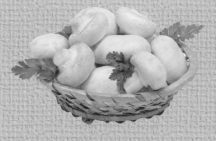

蘑菇

防治便秘，促進排毒

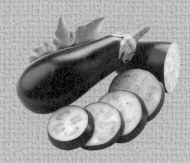

茄子

防治內痔出血，緩解便秘

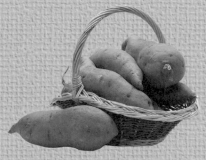

番薯

刺激消化液分泌，促進腸蠕動

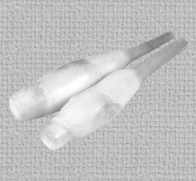

茭白

祛熱生津，利尿通便

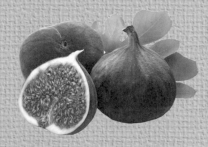

無花果

防治便秘，促進排毒

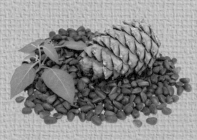

松子

促進腸蠕動，潤滑腸道

第❶章

解讀便秘，重視飲食

便秘作為時下常見病和多發病，已嚴重影響了人們的正常生活。便秘是健康的警示燈，每當出現便秘，就是身體在提示您的健康出現了問題。可能是最近吃的水果蔬菜太少，也可能因為運動不夠、肌肉鬆弛，或者是身體發生了嚴重的病變。

僅僅用通便的瀉藥或潤腸劑解決便秘是治標不治本，並不能從根源上解決便秘，還忽略了身體的警示。便秘不僅是非健康狀態的提示，其本身還會對生活品質和健康造成很大影響。便秘會引起許多併發症，造成高血壓病等病情加重。所以關注便秘，保持腸道通暢是非常重要的事。

廣大便秘患者多方探尋其緩解方法，但療效甚微，加之對便秘的相關知識瞭解甚少，因此對便秘的治療往往不了了之。對此，了解便秘的起因及危害、預防與治療和飲食調理等人們所關心的知識，就變得尤為重要了。

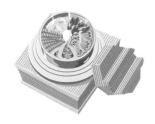
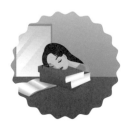
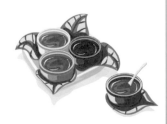

瞭解常識，解讀便秘

許多人認為便秘不是病，殊不知，長期、嚴重的便秘會對人體健康造成極大威脅。本節介紹關於便秘的一些基礎知識及其危害，幫您瞭解便秘的成因及其影響。

糞便反映健康狀況

大便是在大腸處製造而成的，大腸並不進行食物的消化，其主要功能就是吸收水分和電解質，形成、貯存和排泄糞便。食物經過胃到小腸的消化吸收，剩餘的糊狀殘渣從小腸進入大腸，大腸開始蠕動，吸收水分、無機鹽和維生素，把糊狀的殘渣轉變為固態，即糞便。

糞便中主要含有食物中不消化的纖維素、結締組織、上消化道的分泌物，如黏液、膽色素、黏蛋白、消化液、消化道黏膜脫落的殘片，上皮細胞和細菌。如果不吃蔬菜和粗糧等富含纖維素的食物，糞便組成常是一致的，即65%水分，35%固體。固體部分細菌最多可達30%~50%，但大半細菌排出時已死亡。

另外20%～30%是含氮物質，10%～20%是無機鹽（鈣、鐵、鎂等），脂肪占10%~20%，其中包括食物中未被吸收的脂肪和甘油三酯。另有膽固醇、嘌呤基和少量維生素。

正常糞便是圓柱形，長10~20公分，直徑2~4公分，重100~200克。食用蛋白質的糞便為棕黃色或黃色，有臭味，硬而成塊，含有很多革蘭陽性菌。食用碳水化合物的糞便為棕綠色、惡臭味、軟或半液體狀、酸性、含有很多革蘭陰性菌。

正常糞便稍有棕色，這是因其含有糞膽

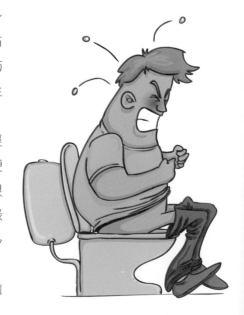

素和尿膽素。糞便顏色因食物而不同，某些藥物可改變顏色。正常便為鹼性，其高低與在結腸存留時間長短成正比。稀便通常呈酸性，會刺激肛門周圍皮膚而疼痛。食用辣椒或飲酒會引起肛門直腸反應性充血，使痔瘡急性發作。

便秘是怎麼回事？

便秘其實不是一種病，而是多種疾病的共同症狀。對於不同的病人有不同的含義。便秘是臨床常見的複雜症狀，而不是一種疾病，主要是指排便次數減少、糞便量減少、糞便乾結、排便費力等。必須結合糞便的性狀、本人平時排便習慣和排便有無困難而作出有無便秘的判斷。如果原來就是每天一次的排便，突然變成兩天一次，這種情況可能就是便秘；但如果一直都是兩天一次，則可以認為不是便秘。要注意病程的長短，如果偶然一次大便乾，不能說明什麼問題。

便秘的診斷標準

便秘的標準為持續2周或2周以上排便困難。通常表現為排便次數少於每週3次，嚴重者可2~4周排便1次；排便時間延長，嚴重者每次排便時間可長達30分鐘以上；大便性狀發生改變，糞便乾結；排便困難或費力，有排便不盡感。診斷後應考慮為功能性或器質性便秘，不能只考慮解決便秘症狀，而應該找到引起便秘的原因。

便秘分幾種類型？

便秘是一種常見的症狀，發生率很高，平時應養成良好的排便習慣、適當運動、飲食要有規律、避免精神受刺激。但由於便秘是一種比較複雜的症狀，在臨床上有很多種分類方法。根據發病原因可分為功能性便秘和器質性便秘，還可分為原發性便秘和繼發性便秘。

便秘的程度如何劃分？

便秘可分為輕度便秘、中度便秘和重度便秘。輕度便秘症狀較輕，不影響生活，一般處理就能見效，不需用藥或很少用藥。重度便秘症狀較為嚴重，持續嚴重影響生活，不能停藥或治療無效。中度便秘介於兩者之間。

哪些人易患便秘？

隨著人們飲食結構的改變及受到精神心理和社會因素的影響，便秘發病率有增高趨勢，患病率高達27%，但只有一小部分便秘者會就診。便秘患者女性多於男性，老年多於青、壯年。因便秘發病率高、病因複雜，患者常有許多苦惱，便秘嚴重時會影響生活品質。以下人群更易患上便秘。

1.飲食習慣不良，特別多見於青少年、白領女性。飲食過少、過精，攝入含纖維素的食物過少，導致食物殘渣少、吸水性差，影響腸蠕動和腸道菌群的平衡，進而引起便秘。

2.長時間服用解痛藥、鎮痛藥、抗膽鹼藥、抗貧血藥、抗癌藥等，這些人容易致使腸道發生功能性異常，引起便秘。

3.生活節奏改變、工作壓力大、精神緊張，如知識份子、腦力工作者、經理人、辦公室人員、更年期婦女等，長期的精神壓力造成植物神經功能紊亂，抑制胃腸運動，引起便秘。

4.有器質性病變的人群：如腸道病變、腸道周圍組織病變、腦或脊髓病變、代謝性內分泌疾病、肛門周圍疾病、泌尿生殖系統疾病，這些病變直接影響腸道運轉功能，容易引起便秘。

5.體弱多病的人、老年人、孕產婦、嬰幼兒、過度肥胖或營養不良的人、久坐不動的人。這些人可能發生腹肌及盆腔肌張力不足，排便推動力不足，難於將糞便排出體外，進而引起便秘。

6.有些人濫用瀉藥或灌腸，經常忽視或強忍便意，造成排便反射喪失，也容易引起便秘。

便秘有哪些具體危害？

1.對肝硬化患者的危害：肝硬化是指肝內彌漫性纖維化並伴有結節形成的一種慢性肝病，可造成門靜脈高壓。門靜脈高壓嚴重時會出現肝硬化的嚴重併發症——消化道大出血。便秘症患者因大便乾燥，難於排出，經常會拼力強排，致使腹腔內壓力突然增加。對於肝硬化的患者來說，腹內壓力突然升高會使因門靜脈高壓而迂曲擴張的食管胃底靜脈發生血管破裂而出血，從而導致患者大量嘔血、便血，甚至危及生命。

此外，肝硬化患者肝臟功能受損嚴重，發生代謝途徑障礙，血液裡有害物質增多，影響大腦功能，造成肝性腦病。便秘症患者延長了糞便中含氮物質與腸道內細菌接觸的時間，促使氨及其他有毒物質的產生和吸收，從而導致和誘發肝昏迷。

2.對前列腺患者的危害：由於前列腺是生長在會陰部深處的栗子狀性腺體，患者若發生便秘症，堅硬的大便推擠在直腸內，會直接擠壓染病的前列腺，造成其血流不暢，特別是前列腺增生症患者和處於前列腺炎、前列腺癌發作期的患者，因便秘症帶來的影響會更突出。

3.對肺結核患者的危害：對於肺結核有咯血症狀的患者，特別是經常出現咯血症狀的患者，經過治療，咯血停止後，要特別注意保持排便通暢，以免因便秘症而過分用力排便，使胸、腹腔壓力驟然升高，血管破裂，從而引起患者再度咯血或大量咯血。

4.對糖尿病患者的危害：便秘對正常人來說不足以對生命構成威脅，但對於糖尿病患者而言，便秘卻可能是致命的。在糖尿病的諸多併發症中，失明和心肌梗死是兩項重要的致殘、致死原因。然而如此嚴重的後果卻往往是因便秘症引發的。這是因為糖尿病的病程較長，因植物神經病變可導致頑固性便秘症。有研究顯示，人在用力排便時，血壓會明顯升高。

糖尿病患者多有視網膜微血管瘤或新生血管，瞬間的高血壓會造成血管破裂，引起視網膜出血，導致失明。相當多的糖尿病患者伴有冠狀動脈和腦動脈硬化，便秘可造成血壓急劇升高，心臟負荷加大，誘發急性心肌梗死的機率也大大增加。

5.對兒童造成的危害：兒童如果長期便秘，由於膨脹的直腸經常壓迫膀胱壁，會引起膀胱容量減小，白天可出現尿頻，夜間則易發生遺尿。如果是學齡期兒童，則可能為了減少上廁所的次數而自覺限制飲水，從而加重便秘症，如此惡性循環，是兒童便秘症不易治癒的原因之一。另一方面，夜間遺尿會加重兒童的心理負擔，因此，治療遺尿必須首先治癒便秘症。

6.便秘會對女性身體產生危害：從美容角度講，女性長期便秘易使痤瘡、皰癤的發生率提高，大多表現為皮膚較粗糙、乾燥、面色不華。這是由於糞便在腸道裡停留時間過長，糞便中所產生的毒素會對人的皮膚發揮不良作用。另外，糞

便在腸道內的積存會使腹部膨大臃腫，使女性失去較好的形體美。

哪些疾病容易引起便秘？

1.腸道器質性病變：腫瘤、炎症或其他原因引起的腸腔狹窄或梗阻。

2.直腸、肛門病變：直腸內脫垂、痔瘡、直腸前膨出、恥骨直腸肌肥厚、恥直分離、盆底病等。

3.內分泌或代謝性疾病：糖尿病、甲狀腺功能低下、甲狀旁腺疾病等。

4.免疫系統性疾病：硬皮病、紅斑狼瘡等。

5.神經系統疾病：中樞性腦部疾患、腦卒中、多發硬化、脊髓損傷及周圍神經病變等。

6.腸管平滑肌或神經源性病變。

7.結腸神經肌肉病變：假性腸梗阻、先天性巨結腸、巨直腸、結腸冗長等。

8.神經心理障礙。

9.可能引起便秘的藥物。

●**胃病藥**：如氫氧化鋁、硫糖鋁、麗珠得樂、碳酸鈣等。此類藥物以中和胃酸或者保護胃黏膜為主，多有收斂作用，可能會引起大便乾結而導致便秘，停藥即可恢復正常。

●**止瀉藥**：洛派丁胺等止瀉藥服用過量或者服用時間過長也可能引起大便結燥，排便困難。

●**抗高血壓藥**：鈣通道拮抗劑、可樂定等降壓藥物均存在可能引起便秘的副作用。

●**中樞神經系統藥**：抗抑鬱藥、抗精神病藥、抗震顫麻痺藥、抗驚厥藥等可影響神經反射，抑制腸蠕動而導致便秘。

●**其他藥物**：抗膽鹼藥、利尿藥、抗過敏藥、麻醉藥，及麻黃素、布洛芬、補鈣藥、補鐵劑等長期服用或者過量服用時，都可能引起不同程度的便秘。

便秘容易引起哪些疾病？

糞便不僅是食物消化吸收後的殘渣，還包含代謝後產生的諸多有害物質。如果不能及時排便，這些物質會被腸道吸收，對人體造成損害。其影響包括消化道

局部症狀、全身症狀和及引發多種疾病。

1.局部的消化道症狀：由於食物殘渣在腸道內停留過久，會在腸道細菌的作用下產生氣體，如氮、二氧化氮、硫化氫等，這些氣體大量積聚在腸腔內，可使腸管膨脹，靜脈血液回流受阻，導致消化功能受到影響，出現下腹脹滿不適、鈍痛、腸鳴、噁心、排氣、打嗝、食欲不振等症狀。

2.全身症狀：因食物殘渣發酵腐敗所產生的氣體一旦進入血液循環，會引起一系列的中毒症狀，如頭痛、頭暈、疲勞、口苦、心悸、心煩易怒、表情淡漠等，甚至可出現輕度貧血或營養不良症狀，還會引起患者食欲不振、口臭、容易疲勞等。

3.引發各類疾病。便秘會使患者的自主神經功能失常，使得皮膚微循環功能降低，加之糞便長時間停留在腸內產生的有害物質，易產生痤瘡、黃褐斑等皮膚問題，還可能引發蕁麻疹和哮喘。乾燥堅硬的糞塊易損傷肛門，引起肛裂、痔瘡等疾病。由於糞塊壓迫第三、第四及第五骶神經根前支，便秘症患者還會出現骶骨部、臀部、大腿後側隱痛與酸脹等不適。

●**急性闌尾炎**：急性闌尾炎是常見病，發病率居各種急腹症的首位。除嬰兒外，可發生在各個年齡階段。從病因上講，便秘可導致消化道功能紊亂，妨礙闌尾的血液循環，從而為細菌感染創造條件。同時，闌尾是一個與盲腸相通的盲管，管腔細長，開口狹小。當出現便秘時，滯留的糞便形成了糞石，造成闌尾腔堵塞，更便於細菌入侵及繁殖而引起感染發炎，於是闌尾炎便發生了。

●**誘發直腸癌**：直腸癌通常在直腸齒狀線以上至乙狀結腸起始部之間黏膜和黏膜下層發生，病灶表面高低不平，質地堅硬。生長迅速，容易轉移，術後容易復發，是一種比較常見的腸道惡性腫瘤。流行病學調查表明，直腸癌的發生與飲食習慣改變，由素食改為高脂肪、高蛋白飲食有關。雖然不能說便秘是引起直腸癌的直接病因，但便秘可帶來許多易引起直腸癌的物理性、化學性致癌因素。特別是腸道息肉患者，更易刺激誘發癌變。而直腸癌患者直腸腸腔狹窄，糞便通過困難，又加重便秘症狀況，形成惡性循環。

●**內科疾病**：

●**神經系統疾病**：中樞性腦部疾患、腦卒中、多發硬化、脊髓損傷及周圍神經病變等。

●**內分泌或代謝性疾病**：如甲狀腺功能減退、甲狀腺功能亢進、低血鉀、糖尿病、肥胖症等。

●**免疫系統疾病**：如硬皮病、紅斑狼瘡。

●**循環系統疾病**：如充血性心力衰竭、縮窄性心包炎、門靜脈高壓、肝靜脈阻塞等綜合症。

●**精神或心理障礙**：如精神病、抑鬱症、神經性厭食症等。

●**其他**：如營養障礙性疾病。

●**外科疾病**：主要有結腸、直腸器質性病變及功能性障礙。

●**結腸機械性梗阻**：如良性腫瘤、惡性腫瘤、慢性腸扭轉、特異性和非特異性炎症、吻合口狹窄、腸套疊等。

●**直腸、肛管出口處梗阻**：如肛管、直腸狹窄，內括約肌失弛緩，直腸前膨出，直腸內脫垂，盆底痙攣綜合症，盆底疝等。

●**結腸、直腸神經病變及肌肉異常**：如假性腸梗阻、先天性巨結腸、特發性巨結腸、巨直腸、傳輸性結腸、腸易激綜合症等。

●**婦科疾病**：便秘常誘發的婦科疾病主要有盆底器質性病變及功能性障礙。女性子宮、輸卵管、卵巢等內生殖器官位於骨盆腔內，前與膀胱為鄰，後面及左右兩側靠近腸管。右側輸卵管挨著闌尾、盲腸、左側輸卵管與乙狀結腸、直腸靠近。如果長期便秘，停留在腸管內排泄物中的各種細菌、病毒、黴菌等病原體，可以通過毛細血管、淋巴管直接蔓延到左側輸卵管及卵巢，引起附件炎症。輕者病變進展緩慢，症狀不明顯；重者可出現下腹痛、腰酸痛、白帶過多、月經量大、痛經和性交痛等症狀。另外，輸卵管若因炎症而發生堵塞，就會阻礙精卵相遇，造成不孕症。

●**痔瘡**：痔瘡是直腸末端黏膜下和肛管皮下靜脈叢血管擴張和曲張形成的柔軟靜脈團，是臨床的常見病、多發病，結合其發生部位可分為內痔、外痔、混合痔。便秘是痔瘡形成的機械性因素之一。便秘發生時，乾硬糞塊壓迫直腸，使直腸黏膜下層的靜脈直接受壓，直腸肛門靜脈回流障礙，特別是直腸上靜脈及其分支，缺少靜脈瓣，血液容易瘀積，從而誘發痔瘡形成。痔瘡可引起便秘或加重便秘，由於痔瘡可造成排便疼痛，特別是痔核脫出時疼痛劇烈，往往導致患者懼怕排便或強忍不排便，使糞便在腸內停留，使糞便乾燥，引發或加重便秘。

●**食管疾病：**食管從胸腔到腹腔與胃相連，中間穿過膈肌，食管穿過膈肌的部位叫食管裂孔。當膈肌以下的食管及部分胃經過食管裂孔進入胸腔時，稱為食管裂孔疝。該病的發病率隨年齡增長而增高，老年人因為膈肌彈性減弱、張力低下，食管裂孔逐漸變得鬆弛或加寬，更易發生食管裂孔疝。便秘是食管裂孔疝的常見誘發因素，當用力排便時，腹壓會升高，極易將胃的部分擠壓而通過食管裂孔形成疝，還會使已患有的食管裂孔疝加重。通常治癒便秘就可減少此病的發生。

●**老年人長期便秘易患癡呆症：**正常情況下，人體腸道內的細菌能將沒有被消化的蛋白質分解成氨、硫醇、吲哚、硫化氫和組織胺等有毒物質，便秘者由於糞便在腸道內停留時間長，這些物質會被更多的吸收入血，損害中樞神經系統，成為誘發老年癡呆的因素。

🌿 便秘應該如何預防？

習慣性便秘多是由後天養成的不良習慣所造成，而且一旦養成，就不容易改掉。以下幾點對預防習慣性便秘有明顯效果。

1.每天起床後喝一大杯溫開水或淡鹽水，可濕潤和刺激腸蠕動，引起便意。

2.食物不要過於精細，宜選擇一些富含膳食纖維的食物，更不能養成偏食的習慣。

3.要養成良好的排便習慣，每天定時排便。排便時要精力集中，摒棄排便時看報紙、書籍或聽廣播等不良習慣，並且要保證排便有較充足的時間。

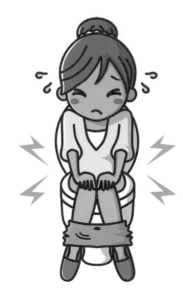

4.多做運動，克服既不參加勞動又不參加運動的不良習慣。合理安排生活和工作，做到勞逸結合。適當的運動，特別是腹肌的鍛煉，有利於胃腸功能的改善，對於久坐少動和精神高度集中的腦力勞動者更為重要。

5.經常自我按摩腹部，以保持大便通暢。

6.改變依賴瀉藥通便的不良習慣，若長時間服用瀉藥可引起貧血、抵抗力下降、營養不良等症。

中醫治便秘，飲食調養需分型

　　中醫學上，對於便秘的不同症型，有著各自的飲食調養方法，本節較為詳細的介紹造成便秘的各種原因，方便讀者判斷自身的體質與造成便秘的根源所在。

肺熱熾盛，大腸燥結——清熱瀉火，潤腸通便

　　此症型的便秘患者常表現為發熱，面紅口乾，咳嗽氣喘，咽喉腫痛，大便乾結，小便短赤，舌質紅、苔黃或黃燥，脈滑數。肺熱熾盛，清肅失司，氣逆於上，則咳喘氣喘；熱邪上燻咽喉，則咽喉腫痛，裡熱蒸騰，津液受損，則口渴、便秘尿赤。

　　肺熱熾盛，說明肺部火旺、熱盛，宜清肺熱、瀉火熱，而腸燥失潤、便秘則當潤腸、滑腸及通便。故應遵循「清熱瀉火，潤腸通便」的原則。

　　此症型的便秘患者在飲食上宜多吃有利於清腸胃的食物，涼能清熱，潤能通腸，熱清腸潤則大便通暢。多吃蔬菜水果，如香蕉、蘋果、梨、火龍果、奇異果、山竹、黃瓜、苦瓜、蘿蔔、萵筍等，都極相宜。忌食辛辣刺激、辛溫燥熱、厚味的食物，因為這些食物多會「助火邪、耗真陰」，使津液虧少，大便燥結，如羊肉、雞肉、辣椒、胡椒、咖喱、白酒、鰱魚等。

肺陰不足，大腸津枯——滋養肺陰，潤燥通便

　　此症型的便秘患者常表現為乾咳少痰，嘔血吐痰，口乾咽燥，骨蒸煩熱，口渴思飲，皮膚不澤，毛髮枯槁，手足心熱，腎虛精竭，體弱形羸，頰紅面白，小便白濁，遺精，盜汗，飲食難進，大便秘結。

　　肺陰不足多因陰液虧損，肺失滋養，陽失潛藏，虛火內生，或癆蟲消蝕營血，出現陰虛火旺，肺津不足，故應「滋陰潤肺」，又因腸枯津竭、便秘，故應「潤燥通便」。

　　此症型的便秘患者在飲食上宜多吃能滋陰潤燥、補養肺氣的食物，滋陰則生

津，潤燥則便通。可多食富含B族維生素的食物，如香蕉、菠菜等；還可多食如百合、白果、銀耳、燕窩、豬肺、老鴨、豆腐、絲瓜、蘿蔔、魚腥草、枇杷、梨、甘蔗等滋陰潤燥的食物。應忌食辛辣溫燥、性澀收斂及爆炒煎炸的食物，因為這些食物多會傷陰助火，使得大便津枯，如炒花生、炒蠶豆、炒黃豆、爆米花、炸雞、辣椒、胡椒、咖喱、茴香、孜然等。

肺氣上逆，大腸氣滯——宣肺平喘，降氣通便

此症型的便秘患者常表現為咳嗽有痰，氣喘，胸悶氣促。輕者僅見呼吸迫促，呼氣吸氣深長，一般尚能平臥；重者可見鼻翼煽動，張口抬肩，端坐呼吸，面唇發紺。除見呼吸道症狀外，還有腹滿脹痛，大便秘結。

肺為嬌臟，功能為肅清降氣，其開竅於鼻，外合皮毛，司呼吸。若肺氣上逆，則肺氣不宣，從而引發咳嗽，故應「宣肺平喘」，又因大腸氣滯、便秘，故應「降氣通便」。

此症型的便秘患者在飲食上宜多吃能止咳平喘、降氣通便的食物，降氣以止上逆，潤腸則津生，動力足了，大便才能通暢。可多食用如胡蘿蔔、山藥、白蘿蔔、枇杷、柚子、甘蔗、奇異果、酸梅、芸豆、綠豆等具有清肺降氣功效的食物；還可多食如百合、杏仁、核桃、豆腐、油菜、鯉魚、馬蹄等能止咳、平喘、生津的食物。應忌食辛辣刺激、容易脹氣和難消化的食物，因為這些食物多會引起肺氣上逆，使得大便傳導不利，形成便秘，如辣椒、胡椒、咖喱、茴香、孜然、馬鈴薯、洋蔥、乾豆類等。

肝氣鬱結，大腸氣滯——疏肝解鬱，順氣行滯

此症型的便秘患者常表現為脅肋脹滿，情志不暢，壓抑，憂慮，腹脹噯氣，頭痛，煩躁，情緒激動易怒，內分泌紊亂，心煩食少，大便秘結。女子可出現月經不調，如經期過短、月經量少、經間期出血、經行眩暈、經行不寐等症狀。

肝藏血，而住疏泄散發，在情志主怒，在體主筋，在液為淚。如果發怒就會肝旺，如果憂慮就會肝鬱，所以在治療上應該服用一些解鬱的藥物，另外，還得心情保持愉快、舒暢。

此症型的便秘患者在飲食上宜食能開胃行氣、幫助消化的食用，行氣則氣

通，幫助消化則能潤腸通便，如白蘿蔔、小白菜、韭菜、蒜薹、金橘、蘋果、蘆薈、白醋等，也可食用一些能疏肝解鬱的食物，如鱸魚、玫瑰花、茉莉花、山楂等。應忌食辛辣、燥熱、具有刺激性的食物，因為這些食物多會引起肝氣鬱結，肝失疏泄，導致便秘，如乾辣椒、胡椒、羊肉、鹹肉、燻肉、臘魚、炸雞、烤肉、桂皮、茴香、孜然、大蒜、生薑、濃茶、白酒等。

肝血不足，大腸失潤——滋養肝血，增液潤腸

此症型的便秘患者常表現為肝血不足，不能上榮頭面，故面色無華、萎黃，口唇淡白，眩暈耳鳴；肝開竅於目，肝血不足，不能養目，則眼花、視物模糊。此外，還有四肢麻木、爪甲不榮、月經不調、失眠多夢、脘腹脹滿、大便秘結等。

本病症主要是因肝血不足所致，因為肝主藏血，而血液能滋潤、供給營養，肝血不足則會導致腸道失養，出現腸燥便秘，故應「滋養肝血，增液潤腸」。

此症型的便秘患者在飲食上宜食補肝養血，潤燥生津的食物，肝血足則腸道潤，大便自通，如豬肝、牛肝、兔肉、大豆、黑芝麻、松子仁、韭菜、銀耳、枸杞、菊花等，還可食用一些潤腸生津的食物，如木耳、油菜、南瓜、黃瓜、桑葚、香蕉、無花果、燕麥等。應忌食蔥、蒜、花椒、辣椒、桂皮、茴香等辛辣刺激性食物；同時還忌暴飲暴食，食用如肥豬肉等油膩厚味的食物，同時煙燻、火烤、油炸的食物也應儘量少吃或不吃。

肝火熾熱，大腸受灼——瀉肝降火，清熱通便

此症型的便秘患者常表現為頭暈脹痛，痛勢若劈，面紅目赤，口苦口乾，口臭，急躁易怒，或脅肋灼痛，或見耳鳴如潮，甚或突發耳聾，或耳內腫痛流膿，不寐或惡夢紛紜，或吐血、衄血，大便秘結，小便黃短，舌質紅，苔黃，脈弦數，急躁易怒。

本病症因肝火熾盛所致，肝火熾盛也稱肝火上炎，屬肝經實火症，多因情志壓抑、不得舒展，肝鬱化火所致。故應「瀉肝降火，清熱通便」，另外，還要保持心情舒暢、愉快。

此症型的便秘患者在飲食上宜多吃新鮮的綠葉蔬菜和水果，特別是一些具有

清肝瀉火、清熱潤燥的食物，如百合、蓮藕、黃瓜、苦瓜、萵筍、茄子、茭白、白菜、芹菜、綠豆、馬蹄、柚子、柳丁、梨、無花果等。忌食如乾辣椒、朝天椒、花椒、胡椒、咖喱、芥末、大蒜、桂皮、茴香等辛辣、刺激的食物，同時還應忌食如五花肉、紅燒肉等重油厚味的食物，炸雞、炸花生等油炸食物、烏梅等過酸的傷肝食物也應少食。

肝經受寒，大腸失司──溫經散寒，調氣潤腸

此症型的便秘患者常表現為少腹冷痛，陰部墜脹作痛，或陰囊收縮引痛，或見巔頂冷痛，或見得溫則減，遇寒加甚，或見形寒肢冷，或見胃脘不適，時作嘔噁，畏寒喜熱，小便清長，大便秘結，或見舌淡苔白潤，脈象沉緊或弦緊。

肝經受寒，中醫上也叫寒凝肝脈症，其主要因為身體受寒邪侵襲，凝滯肝經所致，由於冷痛寒凝，氣血遇寒凝滯，致使大腸失運，導致便秘。在原則上應去除寒邪，故應「溫經散寒，調氣潤腸」。

此症型的便秘患者在飲食上宜多食洋蔥、生薑、花椒、茴香、榴蓮、紅棗、羊肉、板栗等散寒溫經的食物，也可食用一些如芝麻、黃瓜、菠菜、香蕉、蘋果、蜂蜜等生津潤腸的食物。忌食過於生冷寒涼的食物，如生苦瓜、生黃瓜、凍豆腐、冷飲、霜淇淋等；還應忌食對腸道刺激比較大的食物，如臭豆腐、乾辣椒、可樂、醋、白酒等。

腎陰虧損，大腸失潤──滋陰降火，滋潤大腸

此症型的便秘患者常表現為腰膝酸軟、兩腿無力，眩暈耳鳴，失眠多夢；男子陽強易舉或陽痿、遺精，婦女經少經閉，或見崩漏，形體消瘦，潮熱盜汗，五心煩熱，咽乾顴紅；少年白髮、夢囈磨牙，尿頻，溲黃便乾，舌紅少津，脈細數。

腎陰為一身陰液的主導，腎陰足則可升髓化血，血充可以化津，津足可使腸道潤滑而大便痛利。腎陰虧虛或久病大汗、大下之後，耗傷津液，導致陰液枯涸，使腸道乾枯，糟粕燥結，大便秘結。此種便秘原則上補腎陰是關鍵，故應「滋陰降火，滋潤大腸」。

此症型的便秘患者在飲食上宜多食能滋陰潤燥、清熱潤燥的食物，如百合、

銀耳、蓮子、黑米、薏米、鴨肉、兔肉、魷魚、甲魚、干貝、蛤蜊、蘆筍、桑葚等。應忌食辛辣刺激發物，如生薑、大蒜、胡椒、乾辣椒、濃茶、咖啡、白酒等。

🌿 腎陽虛衰，大腸寒凝──補腎壯陽，溫潤大腸

此症型的便秘患者常表現為腰膝酸痛，畏寒肢冷，尤以下肢為甚，頭目眩暈，精神萎靡，面色白；或陽痿，早洩，婦女宮寒不孕，或大便久泄不止，完穀不化，五更泄瀉；或浮腫，腰以下為甚，按之凹陷不起，甚則腹部脹痛、冷痛，心悸咳喘，小便清長，大便秘結。

中醫講腎開竅於後二陰，大腸的傳導功能有賴於腎氣的溫煦和腎陰的滋潤，腎陽虛衰，則津液不足，津液不足則大便乾澀不通，形成便秘。原則上應補益腎陽，故應「補腎壯陽，溫潤大腸」。

此症型的便秘患者在飲食上宜食用溫補腎陽，清潤大腸的食物，如豬肚、豬腰、羊肉、烏雞、鴿肉、田雞、銀魚、海參、豇豆、韭菜、綠豆芽、胡蘿蔔、苦瓜、山藥、蓮子、黑豆、豆漿、核桃、白果、枸杞等。忌食生冷和難消化的食物，如冷飲、霜淇淋、冰凍可樂、生黃瓜、生苦瓜等，同時也應忌食對腸道具有刺激性的食物，如辣椒、芥末、咖喱、醋、白酒、濃茶、咖啡等。

🌿 脾胃積熱，大腸燥結──清熱瀉火，潤腸通便

此症型的便秘患者常表現為唇舌或頰內等處黏膜潰爛作痛，潰瘍點多少不等，周圍鮮紅，並見口水流涎，煩燥不安，甚或發熱、口渴，小便短赤，大便乾結，口乾口臭，腹脹腹痛，面紅心煩。

脾主運化，運即轉運傳輸，化即消化吸收。胃主受納腐熟水穀，並主通降。脾胃功能正常，大腸才能發揮其正常功能。本病症主要是因為脾胃積熱所致，因為脾胃熾熱，氣血津液耗傷嚴重，腸道失養，出現大腸燥結、便秘，故原則上應「清熱瀉火，潤腸通便」。

此症型的便秘患者在飲食上宜多吃綠色蔬菜，如白菜、小白菜、包心菜、空心菜、菠菜、海帶等，同時還應多食用一些能清熱瀉火、潤腸通便的食物，如豆腐皮、豆腐、竹筍、綠豆芽、莧菜、包心菜、空心菜、番茄、白蘿蔔、鴨血、蛤

蜊、馬蹄等。忌食如羊肉、雞肉等辛溫燥熱的食物，同時也應忌食辛辣刺激的食物，如乾辣椒、胡椒、花椒、咖喱、芥末、大蒜、生薑、白酒等，因為這些食物多會「助火邪、耗真陰」，使津液虧少，大便燥結。

🌿 脾胃不和，大腸失運──調和脾胃，消食導滯

此症型的便秘患者常表現為食欲減退、脘腹脹滿、噯腐吞酸、煩躁，易感冒發燒，有口臭、腹脹、小便短赤、大便或乾或稀，面色萎黃，發花、眼白有藍斑，夜眠欠安、腦袋出汗，愛趴著睡、睡時眼睛漏縫，舌質偏紅、舌苔白厚或厚膩。

胃氣主降，使飲食物及其糟粕得以下行，脾氣主升，則飲食物之精華得以營養全身。本病症主要是因為脾胃不和所致，脾胃不和則導致不思飲食、食積不化，大腸失運，從而導致便秘，故原則上應「調和脾胃，消食導滯」。

此症型的便秘患者在飲食上宜多食用能開胃消食、調和脾胃的食物，如金針菇、花菜、番茄、白蘿蔔、雪裡蕻、茼蒿、玉米、蓮藕、紫菜、蕨菜、橘子、山楂、香蕉、豬腸、黃魚等。忌食刺激腸胃的食物，如桂皮、茴香、孜然、乾辣椒、朝天椒、花椒、胡椒、咖喱粉、芥末、大蒜、生薑等，同時還應忌食容易脹氣和難消化的食物，如大豆、番薯、馬鈴薯、洋蔥、牛奶、乾豆類等。

🌿 脾胃濕阻，大腸不通──溫脾除濕，升陽健脾

此症型的便秘患者常表現為肢體困重，脘腹痞悶，納食乏味呆滯，口粘苔膩。自覺口中粘膩不適，口淡無味，或口中有甜味，一般不渴，亦有口乾口苦者，但不欲飲，或大便不爽，時欲解而不出，頭身重痛，脘腹痞滿，舌淡苔膩，脈濡緩。

脾主運化，胃主受納腐熟水穀，並主通降。本病症主要因脾濕所致，因脾為濕困，脾不能升清，胃不能降濁，脾胃運化失職，水穀不能運化，則脘痞納呆，腹脹，大便不爽，故原則上應「溫脾除濕，升陽健脾」。

此症型的便秘患者在飲食上宜食健脾除濕、升陽潤腸的食物，如豬肚、牛肚、泥鰍、鱖魚、兔肉、雞肉、馬鈴薯、番薯、山藥、薏米、香菇、紅棗、板栗、蜂蜜等。忌食味厚滋膩，容易阻礙脾氣運化功能的食品，如鴨肉、豬肉、

甲魚肉、牡蠣、牛奶、芝麻等；同時也應忌食容易耗傷脾氣的食品，如蕎麥、山楂、蘿蔔、香菜等，生冷涼性的蔬果也應忌食，如生菜、西瓜、大白菜、苦瓜等。

🍃 中氣下陷，大腸氣滯——補中益氣，升陽舉陷

此症型的便秘患者常表現為面色淡白，眩暈易汗，短氣，倦怠，食少，便溏、腹部重墜，便意頻數，小便淋瀝，大便不乾，排出困難，臨廁不出等。此類症狀多見於胃下垂、腎下垂、子宮下垂、脫肛及慢性腸炎、慢性痢疾等疾病。

飲食不節，饑飽失宜，均可損傷中焦脾胃之氣。本病症主要因為脾氣虛衰，運化失職，內臟得不到氣血精微之供養，使臟氣虛衰，升舉無力而下垂，故原則上應「補中益氣，升陽舉陷，健脾」。

此症型的便秘患者在飲食上宜食能補中益氣的食物，如粳米、高粱、玉米、南瓜、扁豆、紅棗、猴頭菇、豬肉、豬骨、泥鰍、冰糖、蘋果等，還可多食一些能提高免疫力的食物，如銀耳、香菇、豇豆、墨魚等。忌食會下氣的食物，如黑豆、芸豆、刀豆、干貝、青椒、香菜、柚子、甘蔗、酸梅等，還應忌食辛辣刺激的食物，如乾辣椒、胡椒、花椒、芥末、白酒等。

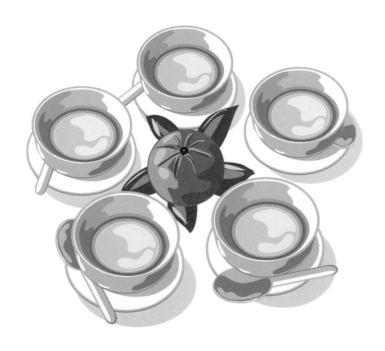

防治便秘，需要五大營養素

要防治便秘，日常的營養很重要。其中膳食纖維、維生素、水、酶以及腸道益生菌這五種營養素對便秘患者很有益處，在日常飲食中應多攝入。

膳食纖維

膳食纖維主要來自於植物的細胞壁，包含纖維素、半纖維素、樹脂、果膠及木質素等，是健康飲食不可缺少的營養素，纖維在保持消化系統健康上扮演著重要的角色，攝取足夠的纖維也可預防心血管疾病、癌症、糖尿病及其他疾病。纖維可清潔消化壁和增強消化功能；可稀釋和加速食物中的致癌物質和有毒物質的移除，保護脆弱的消化道和預防結腸癌；可減緩消化速度和最快速排泄膽固醇，讓血液中的血糖和膽固醇控制在最理想的水準。

纖維有很強的吸水能力或與水結合的能力，此作用可使腸道中糞便的體積增大，加快其運轉速度，減少其中有害物質接觸腸壁的時間。一些膳食纖維具有很強的黏滯性，能形成黏液型溶液，包括果膠、樹膠、海藻多糖等。膳食纖維在腸道易被細菌酵解，其中可溶性纖維可完全被細菌酵解，而不溶性膳食纖維則不易被酵解，而酵解後產生的短鏈脂肪酸如乙酯酸、丙酯酸和丁酯酸，均可作為腸道細胞和細菌的能量來源，促進腸道蠕動，減少脹氣，改善便秘。

膳食纖維來源於糙米和胚芽粳米、玉米、小米、大麥、小麥皮（米糠）和麥粉等粗雜糧，此外，根菜類和海藻類中食物纖維也較多。在現代食品工中，以米糠、麥麩、黑麥、燕麥、豆渣等富含膳食纖維的原料，經過系列加工製取相應的食物纖維產品，既可開發出直接口服的食療型纖維製品，又可用為食品添加劑，諸如作為品質改良劑及膳食纖維強化劑添加到食品中。

維生素

維生素是人和動物為維持正常生理功能而必須從食物中獲取的一類微量有機物質。維生素種類繁多，化學結構各不相同，大多數是某些酶的輔酶或輔基的組

成成分，是維持機體生長、健康、繁殖和機能必不可少的化合物，在體內起催化作用，能促進蛋白質、脂肪、碳水化合物等物質的合成與降解，從而控制代謝。維生素其本質為低分子有機物，它們不能在體內合成或者合成的量難以滿足機體需要，所以必需從體外攝取。

魚肝油、動物肝臟、奶類、蛋類、菠菜、辣椒、胡蘿蔔、莧菜、甘薯、橘、杏、柿、芹菜、小白菜、韭菜中富含維生素A。缺乏維生素B_1可患腳氣病，可多食葵花籽、花生、大豆、豬肉、穀類、野生食用菌等食物。維生素B_2集中於動物肝、腎、心及蛋黃、鱔魚、螃蟹、乾豆類、花生、綠葉蔬菜、小米、麵粉等食物中。維生素B_6多存在穀類、豆類、蛋黃、肉、魚、乳、酵母中。動物肝臟、奶、肉、魚、蛋富含維生素B_{12}。魚肝油、蛋黃、牛奶、肝也有許多維生素D。富含葉酸的食物有各種蔬菜、動物肝臟、蛋黃、酵母等，豆類含量亦較多。而維生素E則存在於各種綠葉蔬菜、植物油、穀物胚芽中。

 # 水

水是生命生存的重要資源，也是生物體最重要的組成部分。對人來說，水是僅次於氧氣的重要物質。水是體內一切生理過程中生物化學變化必不可少的介質。水具有很強的溶解能力和電離能力，可使水溶性物質以溶解狀態和電解質離子狀態存在，甚至一些脂肪和蛋白質也能在適當條件下溶解於水中，構成乳濁液或膠體溶液。在新陳代謝過程中，人體內物質交換和化學反應都是在水中進行的。

水不僅是體內生化反應的介質，水本身也參與體內氧化、還原、合成、分解等化學反應。如果人體長期缺水，代謝功能就會異常，會使代謝減緩，從而堆積過多的能量和脂肪，使人肥胖。由於水的溶解性好，流動性強，又包含於體內各組織器官，水充當了體內各種營養物質的載體。在營養物質的運輸和吸收、氣體的運輸和交換、代謝產物的運輸與排泄中，水都有著極其重要的作用。因為水的比熱高，所以有調節體溫的作用。

此外，水還能夠改善體液組織的循環，調節肌肉張力，並維持機體的滲透壓和酸鹼平衡。同時水還能使身體細胞經常處於濕潤狀態，保持肌膚豐滿柔軟。定時定量補水，會讓皮膚特別水潤、飽滿、有彈性。

水不僅有很好的溶解能力，且有重要的稀釋功能，腎臟排泄水的同時可將體

內代謝廢物、毒物及食入的多餘藥物等一併排出，減少腸道對毒素的吸收，防止有害物質在體內蓄積而引發中毒。

酶

酶是催化特定化學反應的蛋白質、RNA或其複合體的物質，亦稱為酵素。酶是生物催化劑，能通過降低反應的活化加快反應速度，但不改變反應的平衡點；具有催化效率高、專一性強、作用條件溫和等特點。絕大多數酶的化學本質是蛋白質。在生物體內，酶發揮著非常廣泛的功能。信號轉導和細胞活動的調控都離不開酶，酶也能產生運動，通過催化肌球蛋白上ATP的水解產生肌肉收縮，並能夠作為細胞骨架的一部分，參與運送胞內物質。

在代謝途徑中，多個酶以特定的順序發揮功能：前一個酶的產物是後一個酶的底物；每個酶催化反應後，產物被傳遞到另一個酶。有些情況下，不同的酶可以平行地催化同一個反應，從而允許進行更為複雜的調控。一旦沒有酶的存在，代謝既不能按所需步驟進行，也無法以足夠的速度完成合成，滿足細胞需要。

由食物中攝入的蛋白質、脂肪和澱粉等營養物質，必須在酶的作用下分解為小分子，才能穿過腸壁上皮細胞，被毛細血管吸收。在口腔有唾液澱粉酶，胃裡有胃蛋白酶，肝臟則分泌脂肪酶，而胰腺分泌多種消化酶類，包括了胰蛋白酶、胰凝乳蛋白酶、脂肪酶和澱粉酶等多種複合體。這些酶通過對營養物質的分解，而達到促進吸收、全面調理、調經抗衰等綜合作用。脾為後天之本，脾虛的人通常消化液分泌不足，則營養吸收不足，導致氣血不足，易生百病。

腸道益生菌

人體的腸道中存在著約一百萬億的細菌，其中既有有益菌也有有害菌。腸道不僅是消化器官，更是人體最大的免疫系統，因此，提高胃腸的消化功能，就是提高免疫力。益生菌能改善消化不良、改善便秘、預防腹瀉、預防胃潰瘍及製造多種維生素等，所以，有腸道問題的人，適當食用含有益生菌的食品，通過這種溫和的方式補充益生菌，對緩解症狀是有幫助的。目前已有實驗證明，人體腸道是一個能自然產生有益菌的發酵工廠，每天只需攝入一定量的營養物質，經過腸道消化、分解和發酵，便可產生大量的有益菌群，這也是腸道與生俱來的生理功能。

遵循飲食原則，緩解便秘

造成便秘的原因有許多種，對於非器質性病變造成的便秘，養成並保持良好的飲食習慣，是治療調理的重要途徑之一。

規範控制飲食量，避免過度飽食

飲食的量與大便直接相關，飲食太少，形成大便的成分不足，大便量會偏少，腸道得不到適度的充盈，蠕動功能減弱，容易引起便秘。飲食太多，導致消化道壓力增大，一些食物難以被消化，攝水量不足以使腸壁細胞運作，從而便量堆積越來越多，最後導致便秘。因此，每天均應進食一定量的食物，以利於大便形成。

適量進食含纖維素高的食物

纖維在腸道不易被吸收，水分被吸收後，餘下的食物殘渣即成為大便。因此，要形成足量的大便，應多食富含纖維的食物，如蔬菜、水果之類。有些人每天的進食量不少，但還是便秘，從食物原因上講，可能吃得過於精細。過於精細的食物經吸收水分和營養物質後，餘下的渣滓偏少，不利於形成大便，常是導致便秘的原因之一。

補充B族維生素

B族維生素常常來自於相同的食物來源，如酵母等。研究證明它其實是一組有著不同結構的化合物，它的成員各有獨立名稱，B族維生素成為一個總稱。B族維生素有12種以上，一致公認的人體必需維生素有9種，全是水溶性維生素，在體內滯留的時間只有數小時，必須每天補充。B族維生素是所有人體組織必不可少的營養素，它們相互之間協同作用，調節新陳代謝，維持皮膚和肌肉的健康，增強免疫系統和神經系統的功能，促進細胞生長和分裂。

適量食用產氣類食物

中醫理論中，水穀之精氣來源於飲食，飲食入胃，經過腐熟，再經脾的運化

生成水穀精微後輸遍全身。氣的運動形式有四種，即升、降、出、入。當氣機運行不暢、阻滯不通時，人就容易便秘。可食用產氣食物，如馬鈴薯、白蘿蔔、洋蔥、黃豆、生黃瓜、蜂蜜、芹菜、香蕉、瓜類、柚子等幫助產生氣體，氣體在腸內能增加腸蠕動，可達到下氣利便之功。

適當進食油脂類食品

油脂食物既可滿足身體脂肪的需要，也可促進脂溶性維生素的吸收，還有一定的潤滑腸道作用。平素可適當進食油脂類食物，對有便秘的患者來說，必要性就更大。但要注意的是，過多的高脂肪飲食是不適宜的。

多飲水，促進腸道運動

水是機體必不可少的物質，對有便秘傾向的人來說，攝入足量的水分更為重要。水分可以潤滑腸道，還可參與大便的形成，並使大便軟化，以利於排出。如果水分偏少，大便常乾澀難行，因此，每天應攝入足量的水分。

少食辛辣刺激的食物，避免刺激腸道

辛辣食物容易引起肝火，火氣太旺容易蒸乾大腸內便的水分，引起大便過乾而發生便秘。辣椒中含有的辣椒素會刺激從口腔到肛門的整個消化道，加重充血和炎症，素體火氣或濕熱偏重、患有直腸炎、結腸炎、肛竇炎、痔瘡者，吃辣椒等辛辣食物後會導致或加重肛門墜脹、排便不暢的感覺，應當儘量避免食用。

酒要忌口，避免便秘

經常喝酒容易便秘，因為喝酒會引發痔瘡，使痔瘡加重，嚴重的痔瘡會出現便血、疼痛，使患者不敢大便，久而久之，大便在直腸中水分被吸收，更加不易排出，便秘就形成了，而乾燥的大便在排出時會導致肛管裂傷，進一步加重痔瘡。腸道是非常脆弱的，經常喝酒的人腸胃也比較容易受到感染，此時食物無法被消耗，加之胃腸蠕動減弱，便秘也就隨之而來。

特殊便秘人群的飲食調理要點

通常，嬰幼兒、老年人、孕產婦、更年期女性和肥胖者更易受到便秘的困擾，本節介紹這些特殊人群如何通過飲食和生活中的一些小習慣來預防、改善便秘。

🌿 肥胖者

飲食原則：

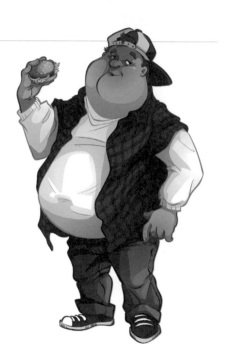

1.限定每日總熱量以及蛋白質、脂肪、碳水化合物、礦物質、維生素的攝取量，既不可盲目節食減肥，也不可暴飲暴食。

2.應廣泛攝取各種食物，變化愈多愈好，養成不偏食的習慣。不要採取禁食某一種食品的減肥方法，例如不吃蔬菜、水果、糧食只吃肉類的辦法，因為蔬菜、水果和粗糧是主要的膳食纖維來源，這種飲食結構易導致便秘。

3.多吃富含膳食纖維的食物，如糙米、玉米、蘆筍、芹菜及各種水果。食物宜清淡，少油、少鹽，烹調方法以蒸、煮、烤、燉等少油法為宜。保證每日食用300~500克蔬菜，200~400克水果。

4.少吃或不吃糖果、甜點、罐頭製品、蜜餞、高糖飲料、酒類等。

生活調理：

1.作息規律，起床後先喝一杯溫開水或淡鹽水。養成每天晨起後排便的習慣，起初沒有便意也要嘗試著排便，給身體一個應該排便的信號，逐漸調整養成習慣。

2.進餐半小時後適當散步，有助於促進胃腸蠕動。

3.適當運動，減少內臟及腹部脂肪的堆積，加強肌肉力量，都有助於排便。

🌿 孕婦

飲食原則：

　　1.選擇含纖維多的食物，如糙米、麥、玉米等粗雜糧，油菜、茼蒿、芹菜等蔬菜，蘋果、梨、無花果、甜瓜等水果。

　　2.選擇含不飽和脂肪酸較多的食物，如杏仁、核桃、腰果、瓜子仁、芝麻、魚類等。不宜吃過多含動物脂肪高的食物，如五花肉、豬油等，會造成脂肪過度堆積，加重便秘。

　　3.選擇有促進消化、調節腸道菌群功能的食物，如牛奶、優酪乳、乳酸飲料、柑橘類、蘋果等，可補充胃酸和消化液分泌不足。

　　4.選擇含維生素比較豐富的食物，如芹菜、萵筍、紫菜等各種新鮮的蔬菜水果。少吃醃菜、鹹菜和煮得過於熟爛的蔬菜。

　　5.補充足量的水分，可常飲鮮牛奶、鮮榨果汁等。

　　6.應儘量少吃刺激性食物，如辣椒、濃茶、咖啡等；不宜多吃過鹹、過甜及過油膩的食物；絕對禁止飲酒吸煙。可實行少食多餐制，以避免胃太空或太飽。

生活調理：

　　1.定時排便。孕婦一要養成定時排便的習慣，形成條件反射。正常人進食後有一種胃結腸神經反射，可刺激結腸蠕動，要充分利用這種胃結腸神經反射，養成餐後定時排便的習慣。還需做適當的活動以保證腹肌、膈肌、肛提肌得到適當的鍛煉，促進排便。

　　2.注意妊娠期保健。定期進行產檢，發現胎位不正要及時糾正。因為胎位不正更易造成下腔靜脈受壓，靜脈回流受阻，直腸下段及肛管靜脈淤血、擴張、彎曲而發生痔瘡。一旦痔瘡發生，更容易引起便秘。

　　3.適當運動。如做家務、散步等，有助於促進胃腸運動；避免久站、久坐、久臥，以防胃腸蠕動減慢，誘發功能性便秘。

　　4.患有痔瘡的孕婦可在每天便後用溫水燻洗、坐浴，以改善肛門局部血液循環，並保持肛門部清潔，以此來減輕因排便導致的痔瘡疼痛。

🌿 更年期

飲食原則：

1.調整飲食結構。更年期綜合症患者的消化功能開始減弱，胃腸蠕動變遲緩。在飲食方面應進行適當調整，增加富含膳食纖維的食物及具有潤腸通便作用的食物，多吃些五穀雜糧及各種水果，乾果中的核桃仁、花生仁、松子仁、杏仁等，這些均具有良好的潤腸通便作用。

2.少吃或不吃辛辣刺激性食物，如辣椒、花椒、濃咖啡、濃茶、烈酒等，以免辛辣燥熱刺激腸胃引起便秘。

生活調理：

1.適當運動。進入更年期後，人體植物神經功能紊亂、分泌失調，容易引發便秘，此時應合理安排生活起居、工作學習時間，結合實際身體情況和習慣，選擇散步、慢跑、騎自行車、羽毛球、太極拳、保健體操、舞蹈等運動，配合腹部按摩和腹肌鍛鍊，以增強體質及胃腸平滑肌張力，從而達到有效預防便秘的目的。

2.心理自我調節。人們在更年期或更年前期，容易發生精神心理上的改變，要善於自我調節和自我控制，參與一些自己喜愛的娛樂活動，有助於培養積極樂觀的生活態度和平和的心緒，如養花、養魚、養鳥、練習書法、繪畫、欣賞音樂等都是不錯的選擇。另外，儘量避免精神刺激，做到恬淡虛無，遇事不怒，心胸開闊，無憂無慮，情緒平穩，精神愉快，以免由於精神緊張、焦慮煩惱等引起交感神經興奮，抑制腸胃運動而發生便秘。

🌿 老年人

飲食原則：

1.老年人的消化功能逐漸衰退，應注意調整飲食結構，適當多吃些富含膳食纖維的食物，如各種新鮮蔬菜、水果、五穀雜糧、豆類等，因為這些食物可增加食物殘渣，增加糞便體積和吸水能力，刺激腸道蠕動、促進排便。

2.做菜時應適量食用植物油，以增加潤腸通便作用，避免偏食或食物過於精細。對於患有高脂血症、高血壓病、冠心病等疾病的老年人，應選擇橄欖油、葵花籽油等植物油，避免食用肥肉、葷油等。

3.老年人要養成適量飲水的習慣，如每天晨起要空腹喝一杯溫開水，不僅有利於補充體內水分，更能預防及治療便秘。

生活調理：

便秘不僅會給老年人帶來較明顯的不適，更會引起許多併發症的發生。所以保持大便通暢是老年人保健防病、延年益壽的關鍵之一。

小兒

飲食原則：

1.母乳餵養的嬰兒發生便秘的機率低於以其他方式餵養的孩子。按不同月齡兒童對營養的需求科學餵養，合理添加輔食，都有助於預防小兒便秘。

2.糾正及預防兒童偏食，有些孩子不愛吃蔬菜、水果，偏愛肉類，這種飲食習慣易導致腸內食物殘渣減少，對結腸的刺激減弱，從而導致便秘。要鼓勵孩子多吃蔬菜、水果、雜糧等，養成良好的飲食習慣。

生活調理：

1.嬰幼兒要多抱，不能長時間放在搖籃裡，這樣可預防便秘。在兒童時期就應培養良好的排便習慣，避免孩子因羞怯、貪玩等原因有便而不排。此外，還要注意預防感冒等熱病，預防腸道蛔蟲症等消化道疾病的發生。

2.有的孩子不喜歡運動，長期如此會導致腹肌、膈肌、肛提肌的肌力減弱，腸蠕動減弱，排便力量減弱，最終形成便秘。因此，應培養孩子養成運動的習慣，多從事球類、跑步、跳繩、游泳等有氧運動。

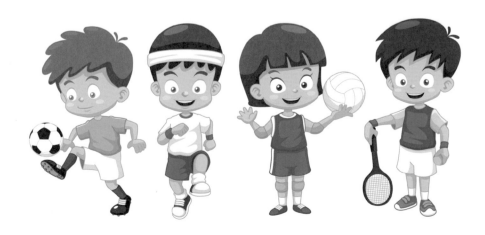

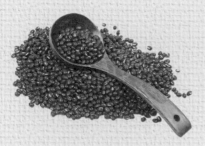

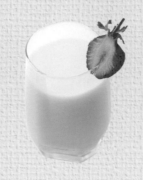

牛奶
溢養腸道，促進腸蠕動

紅豆
富含膳食纖維、能潤腸通便

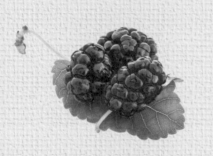

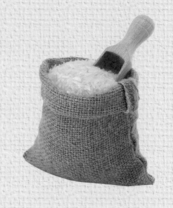

粳米
助胃腸蠕動，緩解便秘

桑葚
刺激腸黏膜、促使腸液分泌

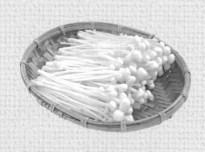

金針花
促進大腸排泄，防治腸道癌

金針菇
富含膳食纖維、預防便秘

第②章

小小食材功效大，
便秘就該這樣吃！

一般來說，2～3天內排便一次，屬於正常，超過3天或1個星期或更長時間排便一次則為不正常，就是通常所說的便秘。

便秘不是「大病」，但不能「小視」。短時期的便秘可能不見什麼症狀，但若長期便秘，問題就會接踵而至，輕者會出現膚色差、面色無華的症狀，嚴重的則會出現結腸癌。

便秘的人一般感覺是長時間無便意，有的人是有便意但如廁後卻怎麼也解不出來，很是煩惱。出現這種狀況後，多數人覺得無所謂，以致讓小問題變成大毛病。

既然有問題就要找源頭，要對自己的健康負責，這才是解除問題的根本。對便秘患者來說，吃什麼？怎麼吃？是兩大難題。本章選取了多種有助於通便的食材，分別從其營養成分、功效、食用注意等方面做詳細分析，每種食材推薦兩道菜例，並附有專屬QR Code，只需用手機掃一掃，就能輕鬆學做調理食譜，便秘患者這樣吃就對了。

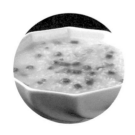 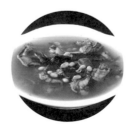 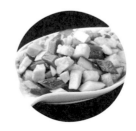

粳米

幫助胃腸蠕動，
緩解便秘

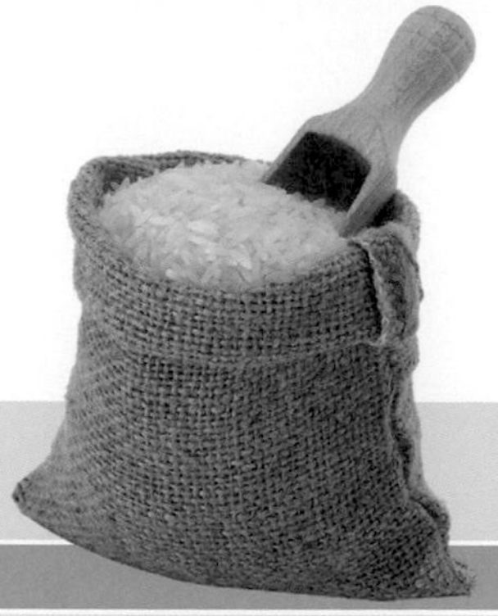

【適宜用量】每日50～250克
【適合症型】脾胃積熱，大腸燥結

營養成分

澱粉、蛋白質、脂肪、碳水化合物、礦物質、B族維生素

⑪ 便秘為什麼吃粳米

粳米中含粗纖維分子，能幫助胃腸蠕動，對便秘有益。

⑪ 小粳米有大功效

粳米含蛋白質、碳水化合物、鈣、磷、鐵、葡萄糖、果糖、麥芽糖、維生素B_1和維生素B_2等。能補脾胃、養五臟、壯筋骨、通血脈、益精強志，適用於腹痛、腹瀉、虛勞損傷者。粳米還能提高人體免疫功能，促進血液循環，從而減少高血壓病的發病機會。

⑪ 食用粳米應注意

1.用粳米煮粥時千萬不要放鹼，鹼會破壞粳米中的維生素B_1，可能會導致腳氣病。

2.糖尿病、更年期綜合症屬陰虛火旺和癰腫疔瘡熱毒熾盛者忌食粳米。

⑪ 巧用粳米來養生

1.潤腸通便，補中益氣：豬肉100克，粳米80克，玉米粒50克，鹽3克，味精1克，枸杞適量，蔥少許。玉米粒揀盡雜質，用清水浸泡；豬肉洗淨，切絲；枸杞洗淨，泡好；蔥洗淨，切花；鍋中注水，下入粳米和玉米煮開，改中火，放入豬肉、枸杞，煮至豬肉變熟；小火將粥熬成稠狀，加鹽、味精調味，撒上蔥花即可。

2.滋陰潤燥，提高免疫力：粳米100克，銀耳、紅棗、蓮子各20克，枸杞10克，白糖5克。銀耳泡發，洗淨，切碎；紅棗洗淨，去核，切小塊；蓮子、枸杞用溫水泡軟，洗淨；粳米洗淨，泡發；鍋中注水，加入粳米，大火燒開，煮至米粒開花；再放入銀耳、紅棗、蓮子、枸杞同煮至黏稠時，調入白糖攪勻即可。

食譜推薦 蝦仁三丁粥

原料 鮮玉米粒、豌豆各80克，粳米100克，蝦仁50克，胡蘿蔔100克，蔥花少許

調料 鹽4克，雞粉2克，胡椒粉，水澱粉，芝麻油，食用油各適量

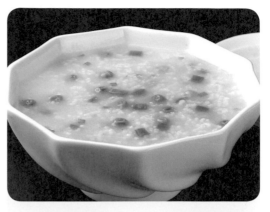

製作

1. 食材洗淨，胡蘿蔔去皮切丁；蝦仁切丁，加鹽、雞粉、胡椒粉、水澱粉、食用油醃漬5分鐘。
2. 燉盅加水，倒入大米，煮至八成熟時倒入胡蘿蔔、豌豆、玉米拌勻，上蓋煮5分鐘，倒蝦仁煮至粥成。
3. 加鹽、雞粉、胡椒粉、芝麻油調味，撒上蔥花即可。

專家點評

有豐富的纖維素，能促進腸道蠕動，加快大便排出，防治便秘。

食譜推薦 茼蒿蘿蔔乾炒飯

原料 米飯150克，茼蒿80克，蘿蔔乾、胡蘿蔔各40克，水發香菇35克，蔥花少許

調料 鹽3克，雞粉2克，食用油適量

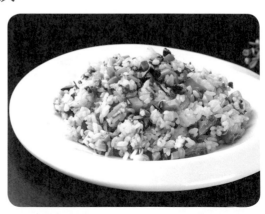

製作

1. 原料洗淨，切成丁；蘿蔔乾、胡蘿蔔、香菇丁放開水中煮約半分鐘，撈出瀝乾。
2. 起油鍋，放入茼蒿，用大火翻炒至變軟，倒入備好的米飯，再放入焯過水的蘿蔔乾、胡蘿蔔、香菇翻炒。
3. 加入鹽、雞粉，炒勻調味；撒上蔥花，快速炒至米飯入味即成。

專家點評

能健脾胃、潤腸道、降血壓，適合高血壓、便秘等症患者食用。

小米

刺激腸道，
促進排便

【適宜用量】每日50～250克

【適合症型】脾胃不和，大腸失運

營養成分

澱粉、蛋白質、脂肪、鈣、鐵

🍴 便秘為什麼吃小米

小米含穀類纖維，對腸道有一定的刺激作用，可刺激腸道排便。

🍴 小小米有大功效

小米富含蛋白質、脂肪、碳水化合物、維生素E及鐵、磷等礦物質，易於消化吸收，是幼兒的營養食品，對緩解精神壓力、緊張、乏力等也有很大的作用。小米中富含人體必需的氨基酸，是體弱多病者的滋補保健佳品。常吃小米可防治消化不良；預防流產，保持胎兒正常發育；滋陰、維持性功能；祛斑美容等。

🍴 食用小米應注意

1.宜購買米粒大小、顏色均勻，無蟲，無雜質的小米，並貯存於低溫乾燥避光處。

2.小米與紅棗、桂圓同食，可益氣、養心、補血；小米與黃豆同食，可健脾和胃、益氣寬中；小米與洋蔥同食，可生津止渴、降脂降糖。

3.小米不宜與杏仁同食，會使人嘔吐、泄瀉。

🍴 巧用小米來養生

1.益氣活血，養心安神：牛奶50克，雞蛋1個，小米100克，白糖5克，蔥花少許。小米洗淨，浸泡片刻；雞蛋煮熟後切碎；鍋置火上，注入清水，放入小米，煮至八成熟；倒入牛奶，煮至米爛，再放入雞蛋，加白糖調勻，撒上蔥花即可。

2.補脾養胃，生津益肺：山藥、黑芝麻各適量，小米70克，鹽2克，蔥8克。小米泡發洗淨；山藥洗淨，切丁；黑芝麻洗淨；蔥洗淨，切花。鍋置火上，倒入清水，放入小米、山藥煮開；加入黑芝麻同煮至濃稠狀，調入鹽拌勻，撒上蔥花即可。

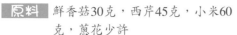 **香菇西芹小米粥**

原料 鮮香菇30克，西芹45克，小米60克，蔥花少許

調料 鹽3克，雞粉2克，食用油3毫升

製作

1. 把洗淨的香菇切丁；西芹洗好去表皮，切丁。

2. 砂鍋中注水燒開，倒入洗淨的小米，加少許食用油，拌勻，用小火煮30分鐘至小米熟軟後，倒入切好的香菇、西芹，攪拌勻，用小火煮5分鐘至食材熟透。

3. 放入適量鹽、雞粉，撒上少許蔥花即可。

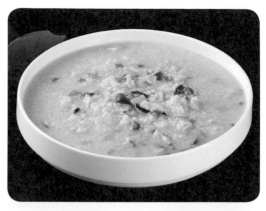

專家點評

有通便的作用，能防治便秘，還能預防高血壓、高血脂等病症。

 小米南瓜粥

原料 水發小米90克，南瓜110克，蔥花少許

調料 鹽、雞粉各2克

製作

1. 將洗淨去皮的南瓜切成粒。

2. 鍋中注水燒開，倒入洗好的小米，燒開後用小火煮30分鐘，至小米熟軟；倒入南瓜，拌勻；用小火煮15分鐘，至食材熟爛。

3. 放入適量雞粉、鹽，撒上蔥花拌勻即可。

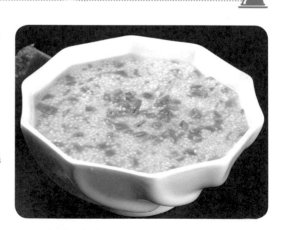

專家點評

南瓜果膠可促進膽汁分泌，加強胃腸蠕動，幫助食物消化，促進通便，還可保護胃黏膜。

糙米

促進有益菌繁殖，加速排便

【適宜用量】每次約50克
【適合症型】脾胃不和，大腸失運

🍴 營養成分

纖維素、維生素、鉻

🍴 便秘為什麼吃糙米

糙米中含大量纖維素，有促進腸道有益菌繁殖、加速腸道蠕動、軟化糞便等功效。

🍴 小糙米有大功效

糙米胚芽中富含的維生素E能促進血液循環，有效維護全身機能，可治療貧血，糙米中的鋅、鉻、錳、釩等微量元素有利於提高胰島素的敏感性，對糖耐量受損的人很有幫助。對於預防心血管疾病、貧血症、便秘、腸癌等病症效果顯著，而且對治療糖尿病、肥胖症有很好的食療作用。此外，糙米中的膳食纖維還能與膽汁中的膽固醇結合，促進膽固醇排出，進而幫助高脂血症患者降低血脂。

🍴 食用糙米應注意

1.胃腸消化不好的人慎食糙米。

2.糙米口感較粗，質地緊密，煮起來也比較費時，煮前可在淘洗後用冷水浸泡過夜，然後連浸泡水一起放入高壓鍋，煮半小時以上。

🍴 巧用糙米來養生

1.活血補血、安神、抗癌：荔枝6顆，紅棗15枚，糙米150克。先把糙米泡一晚後放入紅棗再泡30分鐘，等糙米和紅棗泡好後再將荔枝剝殼去核；鍋中放入適量清水煮開，水開後倒入糙米、荔枝煮30分鐘；放入紅棗，再煮至糙米開花即可。

2.健脾和胃、補腎養血：糙米40克，燕麥30克，黑米、黑豆、紅豆、蓮子各20克，紅糖5克。蓮子去心，和各種米、豆加清水浸泡；鍋加入適量清水，放入糙米、黑豆、黑米、紅豆、蓮子、燕麥，開大火煮沸；轉小火煮至各材料均熟，粥呈濃稠狀時，調入紅糖拌勻即可。

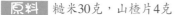 **消食山楂糙米羹**

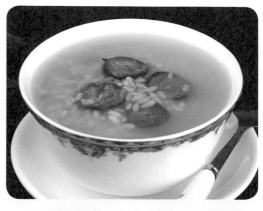

原料 糙米30克，山楂片4克

調料 冰糖20克，水澱粉適量

製作

1. 鍋置旺火上，加入約1000毫升清水，將洗好的糙米倒入鍋中，放入山楂片，攪拌勻，水燒開後轉成小火煮約40分鐘至糙米熟軟。
2. 倒入冰糖，輕攪片刻，繼續煮約2分鐘至冰糖完全溶化。
3. 將水澱粉淋入鍋中，攪勻，使湯汁呈濃稠狀即成。

專家點評

山楂含有的解脂酶和糙米的粗纖維都能加快腸道蠕動，可用於預防便秘，還可助減肥。

 蘆筍糙米粥

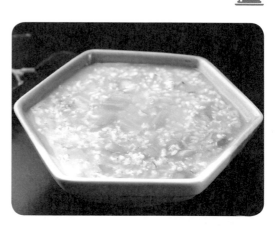

原料 水發糙米100克，蘆筍90克

調料 鹽2克，雞粉少許

製作

1. 將洗淨的蘆筍切段。
2. 砂鍋中注水燒開，倒入洗淨的糙米，煮沸後用小火續煮約30分鐘，至米粒變軟。
3. 倒入切好的蘆筍，加入少許鹽、雞粉拌勻，續煮片刻至入味即成。

專家點評

蘆筍和糙米中均含有豐富的粗纖維成分，能加快腸道蠕動，預防便秘。

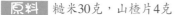

燕麥

促進消化液分泌，改善便秘

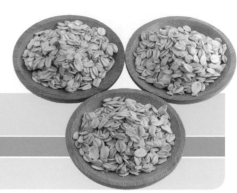

【適宜用量】每餐40克左右
【適合症型】脾胃不和，大腸失運

營養成分

高纖維、高蛋白、高碳水化合物

便秘為什麼吃燕麥

燕麥富含脂肪、B族維生素、葉酸、纖維，可促進消化液的分泌，促進腸道蠕動，增強排便能力，改善便秘。

小燕麥有大功效

燕麥富含鎂和維生素B_1，也含有磷、鉀、鐵、銅和膳食纖維，可降低膽固醇，對脂肪肝、糖尿病、便秘、水腫等也有輔助療效。燕麥是防治貧血、骨質疏鬆的佳品，具有益肝和胃、養顏護膚等功效。燕麥還能夠抗細菌、抗氧化，在春季能有效增強人體免疫力，抵抗流感。

食用燕麥應注意

1.燕麥一次食用量不宜過多，且忌與番薯同食，會導致胃痙攣、脹氣；食入過多也容易導致滑腸泄瀉、孕婦早產、流產等，所以孕婦應忌食。

2.如果是糖尿病患者食用燕麥，應相對減少主食量。

3.燕麥不宜長時間高溫烹煮，會導致水溶性維生素被破壞。

巧用燕麥來養生

1.補虛健脾，治療高膽固醇血症、動脈硬化：燕麥100克，紅棗50克。紅棗洗淨去核，加水500毫升與燕麥一同煮，水開後再煮3～5分鐘即可。

2.健脾益氣，養胃潤腸：燕麥50克，核桃仁、玉米粒、鮮奶各適量，白糖3克。燕麥泡發洗淨；鍋置火上，倒入鮮奶，放入燕麥煮開；加入核桃仁、玉米粒同煮至濃稠狀，調入白糖拌勻即可。

燕麥花生小米粥

原料 花生30克，小米15克，燕麥10克

調料 冰糖30克

製作

1. 鍋中倒入約900毫升清水燒熱，下入洗好的花生，再倒入洗淨的小米。煮沸後倒入備好的燕麥，轉小火煮約40分鐘至材料熟透。
2. 倒入冰糖，煮約3分鐘至冰糖溶化，攪拌勻即成。

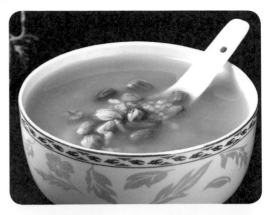

專家點評

有大量的油脂能夠潤滑腸道，粗纖維能加快腸道蠕動，對便秘有防治作用。

 果仁燕麥粥

原料 水發大米120克，燕麥85克，核桃仁、杏仁各35克，腰果、葡萄乾各20克

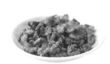 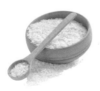

製作

1. 將核桃仁和杏仁磨成粉備用。
2. 砂鍋中注水燒開，倒入洗淨的大米和洗好的燕麥，攪勻；用小火煮30分鐘，至食材熟透。
3. 倒入果仁粉末和洗好的葡萄乾，拌勻，略煮片刻即成。

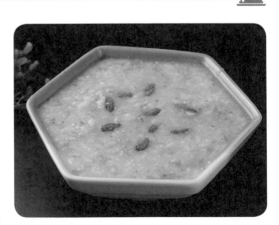

專家點評

含皂苷素，可調節腸胃功能，豐富的油脂能潤滑腸壁，故對便秘有很好的防治作用。

蕎麥 ：促進胃腸蠕動，改善便秘

【適宜用量】每餐約60克

【適合症型】脾胃不和，大腸失運

營養成分

氨基酸、纖維素、維生素

ⓦ 便秘為什麼吃蕎麥

蕎麥含有豐富的維生素和可溶性膳食纖維，可促進胃腸蠕動，改善便秘。

ⓦ 小蕎麥有大功效

蕎麥蛋白質中含有豐富的賴氨酸成分，鐵、錳、鋅等微量元素比一般穀物豐富，同時還含有煙酸和蘆丁，具有健胃、消積、止汗的作用，對胃痛胃脹、消化不良、食欲不振、腸胃積滯、慢性泄瀉等病症有一定的食療作用。

ⓦ 食用蕎麥應注意

1.應注意挑選大小均勻、質實飽滿、有光澤的蕎麥粒。蕎麥應在常溫、乾燥、通風的環境中儲存；蕎麥麵應與乾燥劑同放在密閉容器內低溫保存。

2.腫瘤病人、經常腹瀉者忌食。

ⓦ 巧用蕎麥來養生

1.排毒，降血糖，降血脂：綠豆50克，蕎麥100克，玉米粒、大米適量。玉米粒洗淨，白米加水浸泡淘洗，然後倒掉淘米水；把玉米粒、蕎麥、綠豆、米倒入高壓鍋加水浸泡；高壓鍋小火熬煮20分鐘即成。

2.潤肺，排毒，降三高：薏米、蕎麥各60克，紅棗10枚。食材分別洗淨，放入豆漿機中；紅棗去核，切小塊，放入豆漿機中，加入適量的水；豆漿機選擇「乾豆」模式，攪拌均勻即可。

3.潤腸益氣，排毒美容：黑豆、蕎麥各15克，黑米20克，芝麻5克，白糖適量。黑豆、蕎麥、黑米、黑芝麻洗淨，放入豆漿機，放入適量清水，選擇「乾豆」模式，攪拌均勻即可。

食譜推薦 蕎麥枸杞羹

原料 蕎麥30克，枸杞2克

調料 冰糖20克

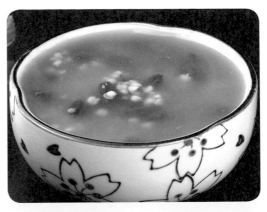

製作

1. 鍋中倒入約800毫升清水，將洗好的蕎麥倒入鍋中，大火燒開，轉小火煮約30分鐘至蕎麥熟爛。
2. 將洗淨的枸杞倒入鍋中，用小火煮片刻；倒入冰糖，用小火煮約5分鐘至冰糖完全溶化即成。

專家點評

既可調節腸胃功能，助消化，促進排便，還可益氣補血，有很好的滋補作用。

食譜推薦 蕎麥饅頭

原料 麵粉500克，白糖70克，酵母、泡打粉各5克，蕎麥粉100克，豬油20克

調料 食用油適量

製作

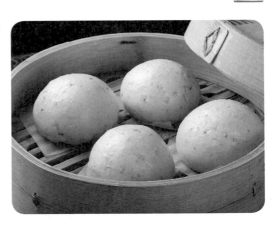

1. 酵母裝碗，用刮板將麵粉開窩，白糖放窩中，泡打粉撒麵粉上。
2. 在碗中加麵粉、清水拌勻；在麵粉窩中倒水拌至白糖溶化，加活化好的酵母捏散；刮入蕎麥粉，加清水拌勻，揉搓成麵團。
3. 豬油加入麵團中，用擀麵杖將麵團擀成麵片，再搓成均勻的長條，用刀切成大小相同的饅頭生坯。
4. 把饅頭生坯放在刷上食用油的蒸盤上發酵30分鐘，待饅頭生坯發酵好，用大火蒸8分鐘至熟即成。

專家點評

膳食纖維含量高，具有預防便秘的作用，經常食用對預防大腸癌和肥胖症有益。

芋頭

促進腸蠕動，
讓大便通暢

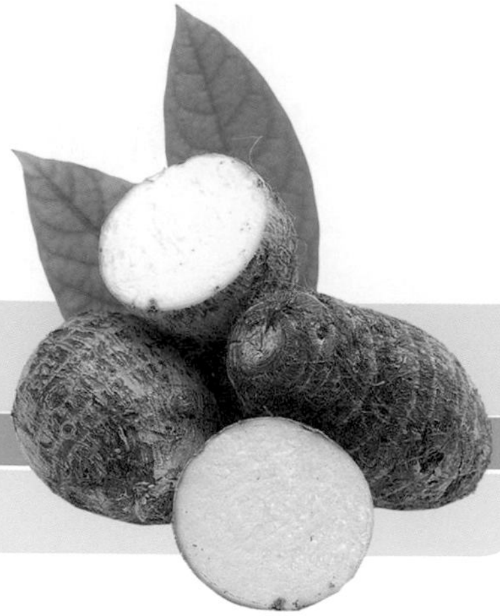

【適宜用量】每次150克

【適合症型】脾胃不和，大腸失運

營養成分

礦物質、膳食纖維

🍴 便秘為什麼吃芋頭

芋頭中含豐富的膳食纖維，能在腸中吸收大量的水分，使糞便變軟，從而可起到促進排便的作用。

🍴 小芋頭有大功效

根據營養分析，芋頭含有糖類、膳食纖維、B族維生素、鉀、鈣、鋅等，其中以膳食纖維和鉀含量最多，能增強人體的免疫功能，可作為防治腫瘤的常用藥膳主食，有補氣養腎、健脾胃、強身健體之功效。

🍴 食用芋頭應注意

1.應選擇較結實且沒有斑點的芋頭。芋頭體型勻稱，拿起來重量輕表示水分少，切開肉質細白表示質地鬆，這就是上品。適合於陰涼處存放，放進冰箱反而更容易壞。芋頭不耐低溫，故鮮芋頭一定不能放入冰箱，在氣溫低於7℃時，應存放在室內較溫暖處，防止因凍傷造成腐爛。

2.由於芋頭的黏液中含有皂苷，會刺激皮膚發癢，因此生剝芋頭皮時需小心。可以倒點醋在手中，搓一搓再削皮，手就不會發癢了。芋頭削皮之後，如果沒有馬上使用，必須浸泡於水中。

🍴 巧用芋頭來養生

1.防治便秘：將適量的芋頭洗淨，去皮切成小塊，放進鍋裡蒸熟，攪拌成泥；西米露放進鍋中煮熟後，加上芋泥和白糖即可食用。

2.防治慢性淋巴結炎：將芋頭洗淨，去皮，切成小塊；粳米洗淨，放進鍋中，加適量水和芋頭，大火煮沸，小火煮至粥成即可。

食譜推薦 金針芋頭粥

原料 水發大米110克，水發金針100克，香芋、豬瘦肉各90克，蔥花少許

調料 鹽3克，雞粉2克，水澱粉、芝麻油、食用油各適量

製作

1. 洗淨食材，去皮香芋切小丁；金針切段；豬瘦肉切丁，醃漬約10分鐘至其入味。
2. 砂鍋注水燒開，倒大米煮沸後用小火煮約30分鐘，至米粒變軟；倒金針略煮，再放香芋丁拌勻。
3. 用小火續煮約15分鐘至食材熟軟，然後倒入肉丁拌勻，大火煮至肉質熟透，加鹽、雞粉、芝麻油調味，撒上蔥花即成。

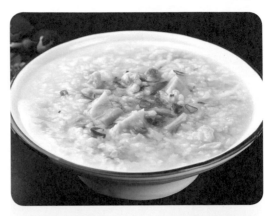

專家點評

能增進食欲，幫助消化，其豐富的粗纖維成分則能促進大便排出，防治便秘。

食譜推薦 荷葉芋頭飯

原料 米飯500克，香芋100克，鮮香菇30克，水發荷葉3張，蒜末、蔥白各少許

調料 鹽3克，雞粉、生抽、蠔油、料酒、水澱粉、食用油各適量

製作

1. 洗淨食材，去皮的香芋切小方塊，香菇切丁；荷葉切取半張，煮1分半鐘，洗去雜質，撈出瀝乾。
2. 起油鍋，將蒜、蔥爆香，倒香菇、芋頭翻炒，淋料酒、清水煮沸後用小火，加鹽、雞粉、生抽、蠔油，大火收汁，水澱粉勾芡裝盤。
3. 米飯放荷葉中製成荷葉飯團，入蒸鍋用小火蒸20分鐘至食材熟軟；將炒好的菜肴扣在荷葉飯上即成。

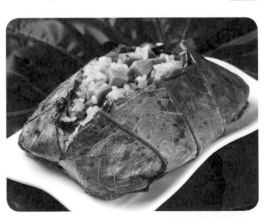

專家點評

含豐富的膳食纖維，能加快大便排出，防治便秘，還能增強免疫力。

番薯

刺激消化液分泌，
促進腸蠕動

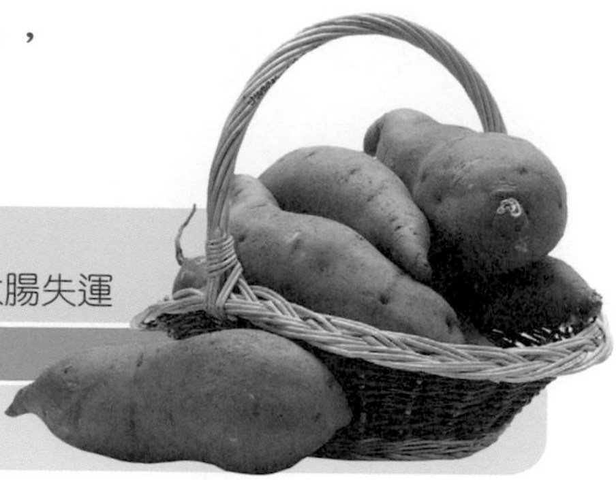

【適宜用量】每次1個（約150克）
【適合症型】脾胃濕阻，大腸不通或脾胃不和，大腸失運

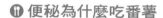 **營養成分**

蛋白質、氨基酸、維生素

⑪ 便秘為什麼吃番薯

番薯含有大量不易被消化酵素破壞的纖維素和果膠，能刺激消化液分泌及腸胃蠕動，從而起到通便作用。

⑪ 小番薯有大功效

番薯蛋白質含量高，可彌補大米、白麵中的營養缺失，經常食用可提高人體對主食中營養的利用率。番薯含有獨特的生物類黃酮成分，可有效抑制乳腺癌和結腸癌發生；能提高消化器官的功能，滋補肝腎，也可有效治療肝炎和黃疸。番薯富含膳食纖維，具有阻止糖分轉化脂肪的特殊功能，有利於減肥、健美；可促進胃腸蠕動和防止便秘，用來治療痔瘡和肛裂等，對預防直腸癌和結腸癌也有一定作用。常吃番薯能防止肝臟和腎臟中的結締組織萎縮，預防膠原病發生。番薯還能抑制黑色素產生，防止雀斑和老人斑出現。

⑪ 食用番薯應注意

1.番薯含有氧化酶，一次不要吃得過多，宜和米麵搭配著吃，可避免燒心、吐酸水、肚脹排氣等現象。

2.胃及十二指腸潰瘍、胃酸過多的患者忌食。

---

⑪ 巧用番薯來養生

1.防治便秘：將250克番薯洗淨，切成塊，放進炒鍋中，加油和鹽一起炒熟，一次吃完，一天1次。

2.防治黃疸：將番薯洗淨，切成小塊，放進鍋中，加適量紅糖，大火煮沸，小火煮至番薯熟即可。

食譜推薦 番薯燉豬排

原料 番薯200克，排骨塊250克，薑片30克

調料 鹽、雞粉各2克，料酒適量

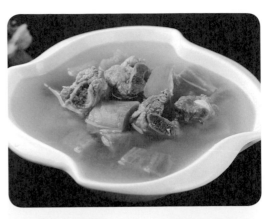

製作

1.將洗淨去皮的番薯切成丁；鍋中注水燒開，倒入排骨塊，加入料酒煮沸，汆水後撈出，待用。

2.砂鍋中注水燒開，放入排骨、番薯丁，大火燒開後用小火燉40分鐘，至食材熟爛，加入鹽、雞粉調味即成。

專家點評

能阻止糖類轉變成脂肪，幫助消化，促進腸道排空，還可增進飽腹感。

食譜推薦 芋頭番薯粥

原料 香芋200克，番薯100克，水發大米120克

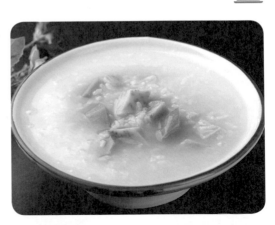

製作

1.洗淨去皮的番薯及香芋切成丁。

2.砂鍋中注水燒開，倒入洗淨的大米，大火燒開後小火煮30分鐘，至米粒熟軟，放入切好的香芋、番薯，攪拌勻，再用小火續煮15分鐘，至食材熟透即成。

專家點評

可促進膽固醇代謝，穩定血壓，還可促進排便，高血壓、便秘者都可食用。

馬鈴薯 ‧‧‧‧‧ 幫助胃腸蠕動，疏通腸道

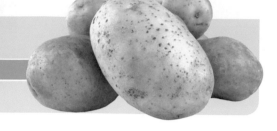

【適宜用量】每次約130克

【適合症型】脾胃不和，大腸失運

🍽 營養成分

維生素、胡蘿蔔素

⓫ 便秘為什麼吃馬鈴薯

馬鈴薯中含有豐富的膳食纖維，有助於促進胃腸蠕動，疏通腸道。

⓫ 小馬鈴薯有大功效

馬鈴薯含有豐富的維生素B_1、維生素B_2、維生素B_5（俗稱泛酸）、維生素B_6等B族維生素及大量的優質纖維素，還含有微量元素、氨基酸、蛋白質、脂肪和優質澱粉等營養元素，能健脾和胃、益氣調中、緩急止痛、通利大便。對脾胃虛弱、消化不良、腸胃不和、脘腹作痛、大便不暢的患者大有裨益。

⓫ 食用馬鈴薯應注意

1.應選擇個頭結實、沒有出芽、顏色單一的馬鈴薯。馬鈴薯可以與蘋果放在一起，因為蘋果產生的乙烯會抑制馬鈴薯芽眼處的細胞產生生長素。

2.馬鈴薯切塊，沖洗完之後要先晾乾，再放到鍋裡；煮馬鈴薯時，先在水裡加幾滴醋，馬鈴薯就不會變黑了。

⓫ 巧用馬鈴薯來養生

1.防治便秘：將馬鈴薯120克洗淨，去皮，切碎搗爛，然後用紗布包好，擠出汁，放進鍋中，加上蜂蜜調勻，每次2匙，空腹時用開水沖服。

2.防治皮膚疹：馬鈴薯洗淨，去皮，切碎搗爛，敷於患處，然後用紗布包好，每天換藥4次即可。

3.防治體內毒素多、便秘：馬鈴薯切絲，用開水煮熟後撈起，把馬鈴薯絲、鹽、味精、香油同放碗中，拌勻即可。

4.防治肥胖：在鍋中放適量清水，將洗淨的馬鈴薯放入鍋中水煮，煮至完全熟透，撈起即可食用。

食譜推薦 馬鈴薯紫甘藍沙拉

原料 馬鈴薯200克，黃瓜、胡蘿蔔各90克，雞蛋1個，紫甘藍70克，蔥花少許

調料 鹽3克，橄欖油2毫升

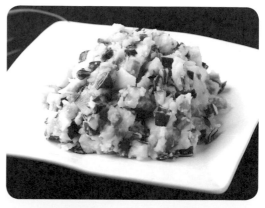

製作

1. 洗淨食材，馬鈴薯去皮切片，黃瓜、紫甘藍和去皮的胡蘿蔔切丁。
2. 馬鈴薯裝盤，放入燒開的蒸鍋中，再放入雞蛋，大火蒸10分鐘至熟；把馬鈴薯壓成泥，雞蛋剝殼切粒狀。
3. 鍋中注水燒開，放鹽，倒入胡蘿蔔丁，煮好後撈出，瀝乾水分。
4. 胡蘿蔔、紫甘藍、黃瓜加入馬鈴薯泥中，放蔥花，加鹽、橄欖油拌勻，再倒入切好的雞蛋即成。

專家點評

有優質纖維素、澱粉和多種微量元素，能預防便秘，還能穩定血壓。

食譜推薦 馬鈴薯肉卷

原料 馬鈴薯300克，瘦肉150克，蒜末、蔥白各少許

調料 鹽3克，味精、雞粉各2克，生粉、料酒、老抽、生抽、蠔油、水澱粉、食用油各適量

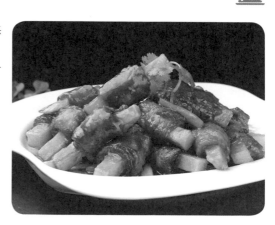

製作

1. 洗淨食材，馬鈴薯切條；瘦肉切片，醃漬10分鐘。鍋中注水燒開，加鹽，放馬鈴薯煮至熟，撈出瀝乾。
2. 盤中撒上生粉，取肉片攤平，放馬鈴薯條卷起裹好，裝盤，撒上少許生粉；熱鍋注油燒至五成熱，放馬鈴薯肉卷炸約2分鐘至熟。
3. 鍋底留油，倒蒜、蔥爆香，加料酒、清水、鹽、味精、雞粉、老抽、蠔油拌勻。倒入馬鈴薯肉卷，煮約1分鐘至入味，加水澱粉即成。

專家點評

含優質的纖維素及澱粉，能防治便秘，還能幫助減輕體重，預防癌症。

黃豆

通便，
降低膽固醇

【適宜用量】每日70克左右為宜
【適合症型】脾胃不和，大腸失運

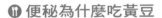 營養成分

卵磷脂、鐵含量高

🍴 便秘為什麼吃黃豆

黃豆含有的可溶性膳食纖維可增加糞便的體積和重量，刺激腸道蠕動，協助糞便排出，既可通便又能降低膽固醇含量。

🍴 小黃豆有大功效

黃豆具有健脾、益氣、寬中、潤燥、補血、降低膽固醇、利水、抗癌之功效。黃豆中含有抑胰酶，對糖尿病患者有益；黃豆中的卵磷脂可除掉附在血管壁上的膽固醇，防止血管硬化，預防心血管疾病，保護心臟；含有的鐵含量多且易被人體吸收；含有一種抑制胰酶的物質，對糖尿病有治療作用；所含的皂苷有明顯降血脂作用，可抑制體重增加。

🍴 食用黃豆應注意

1.顆粒飽滿、大小顏色一致、無雜色、無黴爛、無蟲蛀、無破皮的是好黃豆。將黃豆曬乾，再用塑膠袋裝起來，放在陰涼乾燥處保存。

2.消化功能不良、胃脘脹痛、腹脹等有慢性消化道疾病的人應儘量少食。

🍴 巧用黃豆來養生

1.降膽固醇，改善便秘：黃豆150克，白菜400克，銀杏300克，水發香菇20克，薑片適量，鹽適量。黃豆洗淨，白菜洗淨切塊，銀杏去核後放入滾水中焯片刻，取出，去衣、去心，香菇洗淨；砂鍋內用大火把水燒沸，下黃豆、白菜、銀杏、香菇、薑片；湯滾後改用小火煲2小時。

2.益氣生津，滋補肝腎：大米90克，枸杞15克，山藥30克，黃豆20克、白糖10克。食材洗淨；淮山洗淨切塊；鍋置火上，注水後放入大米，用大火煮至米粒綻開，放入山藥、枸杞、黃豆；用小火煮至粥濃稠時，放入白糖調味即可。

茭白燒黃豆

原料 茭白180克，彩椒45克，水發黃豆200克，蒜末、蔥花少許

調料 鹽、雞粉各3克，蠔油10克，水澱粉、芝麻油、食用油適量

製作

1.食材洗淨，茭白、彩椒切丁。

2.鍋中注水燒開，放入鹽、雞粉、食用油，再放茭白、彩椒、黃豆，煮1分鐘後撈出，瀝乾。

3.油鍋燒熱，加入蒜末爆香，倒入焯過水的食材，翻炒勻，放入蠔油、雞粉和鹽，炒勻，加水，大火收汁，淋入適量水澱粉，放入芝麻油、蔥花，翻炒均勻即成。

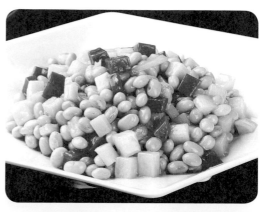

專家點評

能防治便秘，還能降低血液中膽固醇，預防高血壓及血管硬化。

黃豆燉鱔魚

原料 鱔魚400克，水發黃豆80克，薑片、蔥花各少許

調料 鹽、雞粉各4克，料酒6毫升，胡椒粉少許

製作

1.把處理乾淨的鱔魚斬小塊，加入少許料酒、鹽、雞粉抓勻，醃漬15分鐘至入味。

2.砂鍋中注水燒開，放入泡發洗好的黃豆，用小火煮20分鐘，放入薑片、鱔魚塊，拌勻，加入適量料酒；用小火煮15分鐘至食材熟透，放入適量鹽、雞粉、胡椒粉調味，撒上蔥花即成。

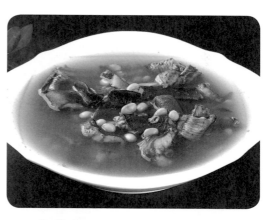

專家點評

可預防便秘，還可增強免疫力，對心血管疾病也有一定預防作用。

黑豆

促進腸胃蠕動，
預防便秘

【適宜用量】每日30克左右為宜
【適合症型】腎陽虛衰，大腸寒凝

營養成分

蛋白質、膳食纖維、碳水化合物、礦物質、花青素

便秘為什麼吃黑豆

黑豆含豐富的膳食纖維，可促進腸胃蠕動，預防便秘。

小黑豆有大功效

黑豆含大量維生素、蛋白質、礦物質、微量元素、花青素等物質，有消腫下氣、潤肺去燥、活血利水、祛風除痹、補血安神的功效；所含豐富的維生素E，能清除體內的自由基，減少皮膚皺紋，達到養顏美容的目的。

食用黑豆應注意

1.兒童及腸胃功能不良者不宜多吃，氣管炎、尿毒症和疔瘡患者忌食黑豆。

2.選購黑豆時，以豆粒完整、大小均勻、顏色烏黑者為好。由於黑豆表面有天然的蠟質，會隨存放時間變長而逐漸脫落，所以，表面有研磨般光澤的黑豆不要選購。黑豆去皮後有黃仁和綠仁兩種，黃仁的是小黑豆，綠仁的是大黑豆，現在有很多在網上賣的是黑芸豆，裡面是白仁的，並不是真正的黑豆。

3.黑豆宜存放在密封罐中，置於陰涼處保存，不要讓陽光直射。另外，因豆類食品容易生蟲，購回後最好儘早食用。

巧用黑豆來養生

1.調中下氣、補腎活血：黑豆10克，豬小排100克，蔥花、薑絲、鹽各少許。黑豆洗淨、浸泡；豬小排斬塊，汆燙去血水、沖淨瀝乾；將適量水放入鍋中，開中火，待水開後放入黑豆及豬小排、薑絲熬煮，煮至黑豆、豬肉軟爛時，加鹽調味，撒上蔥花即可。

2.補肝腎、健脾胃、美白烏髮、明目、抗衰老：桑葚20克，黑豆30克，紅棗3顆，紅糖20克，水4碗。桑葚洗淨，用水稍浸泡；紅棗洗淨，去核；將桑葚、紅棗和黑豆放入寬口砂鍋，加4碗水，煮沸，轉小火煲40分鐘，至軟爛，下紅糖，待融化後即可。

黑豆豬皮紅棗粥

原料 水發黑豆70克，豬皮65克，紅棗150克，蔥花少許，水發大米170克

調料 鹽、雞粉各2克，芝麻油2毫升

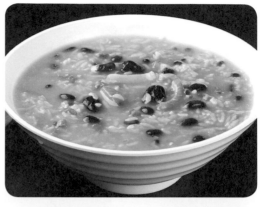

製作

1. 把洗淨的豬皮切成條。
2. 砂鍋中注水燒開，倒入洗淨的大米、紅棗、黑豆、豬皮，攪拌勻，用小火煮30分鐘至大米熟軟。
3. 放入適量鹽、雞粉、芝麻油，撒上蔥花，拌勻即成。

專家點評

有膳食纖維和油脂，可促進腸胃蠕動，幫助消化，同時潤滑腸壁，促進排便。

鯽魚黑豆湯

原料 淨鯽魚400克，水發黑豆200克，薑片20克

調料 鹽、雞粉各少許，米酒5毫升，食用油適量

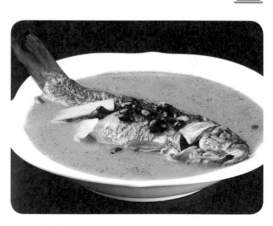

製作

1. 起油鍋，下入備好的薑片，大火爆香，放入鯽魚，煎至兩面金黃，淋入少許米酒，再注入約700毫升清水，用大火煮沸。
2. 將鍋中的材料連湯汁一起轉到砂煲中，置旺火上，放入洗淨的黑豆，燒開後用小火煮約20分鐘，調入鹽、雞粉即成。

專家點評

可健脾利濕，助消化，防便秘，還有助於降低膽固醇，預防動脈硬化。

綠豆

富含纖維素，潤腸通便

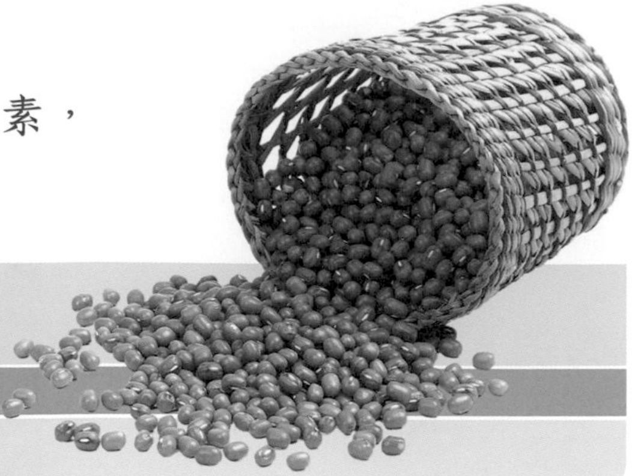

【適宜用量】每日40克左右
【適合症型】肝火熾熱，大腸受灼

🍽 營養成分

蛋白質、澱粉、維生素、礦物質

⑪ 便秘為什麼吃綠豆

綠豆富含纖維素，有潤腸通便的作用。

⑪ 小綠豆有大功效

綠豆富含蛋白質、澱粉、纖維素、磷脂、香豆素、生物鹼、植物甾醇、皂苷等，有降壓、降脂、滋補強身、調和五臟、保肝、清熱解毒、消暑止渴、利水消腫的食療作用。

⑪ 食用綠豆應注意

1.辨別綠豆好壞，一觀其色，如是褐色，說明其品質已經變了；二觀其形，如表面白點多，說明已被蟲蛀。將綠豆在陽光下曝曬5個小時，趁熱密封保存。

2.脾胃虛弱的人不宜多食。常服綠豆湯對接觸有毒、有害化學物質而可能中毒者有一定的食療效果；綠豆還能防止脫髮，使骨骼和牙齒堅硬，幫助血液凝固。

⑪ 巧用綠豆來養生

1.益氣補血，養陰生津：乳鴿1隻，西洋參、百合、綠豆各適量、鹽3克。乳鴿洗淨；西洋參、百合洗淨，泡發；綠豆洗淨，泡水20分鐘；鍋中注水燒開，放入乳鴿煮盡血水，撈出洗淨；將西洋參、乳鴿放入瓦煲，注入適量清水，大火燒開，放入百合、綠豆，以小火煲煮2小時，加鹽調味即可。

2.利水滲濕，治療晨起面部水腫：粳米、綠豆各40克，水發海帶30克，青菜適量。粳米、綠豆洗淨泡發，同清水入鍋煮至米粒開花，加海帶煮至粥成即可。

苦瓜綠豆湯

原料 水發綠豆200克，苦瓜100克

調料 冰糖40克

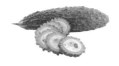

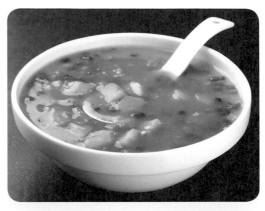

製作

1. 將洗淨的苦瓜切成小塊；砂鍋中注水燒開，倒入洗淨的綠豆，大火燒開後用小火煮約40分鐘，至綠豆變軟，倒入切好的苦瓜，攪拌勻。
2. 加入冰糖，拌勻，用小火續煮約10分鐘，至全部食材熟透即成。

專家點評

能健脾開胃，增進食欲，也能加快大便排出，還能預防高血脂和動脈硬化。

 金銀花綠豆湯

原料 水發金銀花70克，水發綠豆120克

調料 鹽少許

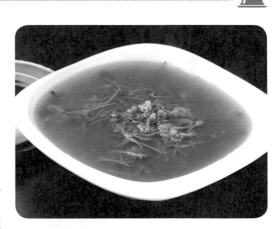

製作

1. 砂鍋中注水燒開，倒入泡好的綠豆及洗好的金銀花，攪拌均勻。
2. 大火煮沸後用小火燉煮約30分鐘，至食材熟透，加入少許鹽調味即成。

專家點評

清熱解毒，預防便秘，促進機體毒素排出，有助於美容養顏。

紅豆

富含纖維素，潤腸通便

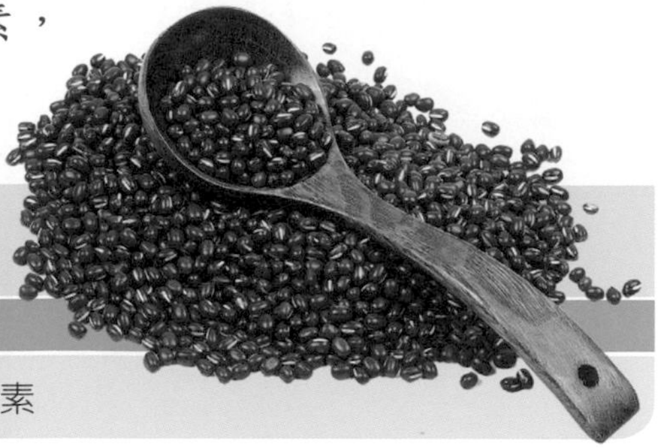

【適宜用量】每日50克左右為宜

【適合症型】脾胃濕阻，大腸不通

營養成分

膳食纖維、蛋白質、礦物質、維生素

⑪ 便秘為什麼吃紅豆

紅豆所含的膳食纖維能增加糞便的體積和重量，刺激腸道蠕動，協助糞便排出。

⑪ 小紅豆有大功效

紅豆含有較多的皂角苷，有良好的利尿作用，能解酒、解毒，對心臟病和腎病、水腫有益；其中的膳食纖維還能降壓降脂、調節血糖、解毒抗癌、預防結石、健美減肥。

⑪ 食用紅豆應注意

1. 以豆粒完整、大小均勻、顏色深紅、緊實薄皮的為佳。乾燥保存。
2. 尿多之人、蛇咬者不宜食用紅豆。

⑪ 巧用紅豆來養生

1.益氣養血、利水消腫：生薏仁20克、紅豆30克。將薏仁、紅豆洗淨浸約半日，瀝乾備用。薏仁加水煮至半軟，加入紅豆煮熟，再加入冰糖，待溶解後熄火，放涼後即可食用。

2.補血利尿，改善水腫：紅豆、紫米各20克。將紅豆、紫米洗淨浸泡過夜，將浸泡的水倒掉加入新水煮熟，再以小火煮至熟透即可，食用時可加適量蜂蜜。

3.滋補肝腎：紅豆30克，核桃仁20克，大米70克，白糖適量。大米、紅豆洗淨，泡發；核桃仁洗淨；將大米和紅豆放進鍋中，加適量水，大火煮開，煮至米粒開花；再加入核桃仁煮至濃稠狀，加上白糖調味即可。

4.補血生津：紅豆30克，燕麥片20克，大米70克，白糖4克。大米、紅豆均泡發洗淨；燕麥片洗淨；鍋置火上，倒入清水，放入大米、紅豆煮開；加入燕麥片同煮至濃稠狀，調入白糖拌勻即可。

食譜推薦 蓮子百合紅豆糖水

原料 水發紅豆70克，水發蓮子50克，鮮百合30克

調料 白糖、水澱粉各適量

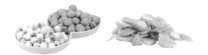

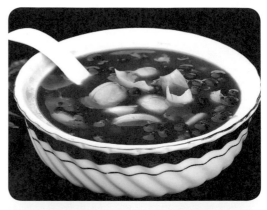

製作

1. 湯鍋置旺火上，倒上400毫升清水，燒熱後倒入洗淨的蓮了和紅豆，大火燒開後轉小火煮約45分鐘。
2. 放入洗淨的百合，再撒入白糖拌勻，煮約3分鐘至百合熟透，用水澱粉勾芡即成。

專家點評

能促進腸道蠕動，加快大便排出；還能促進血液循環，增強免疫力。

食譜推薦 紅豆紅棗茶

原料 紅茶水200毫升，紅豆40克，紅棗7顆

調料 冰糖20克

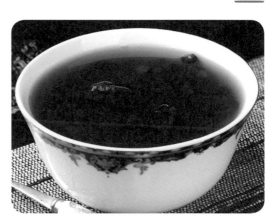

製作

1. 鍋中倒入約700毫升清水燒熱，放入洗淨的紅棗及泡好的紅豆，大火煮沸後用小火煮約30分鐘至鍋中材料熟爛。
2. 倒入備好的紅茶水，煮約4分鐘至散發出茶香味，倒入冰糖，煮約3分鐘至冰糖溶化即成。

專家點評

能加快腸道蠕動、防治便秘，還可健脾和胃、益氣養血。

蠶豆 降低膽固醇、促進腸蠕動

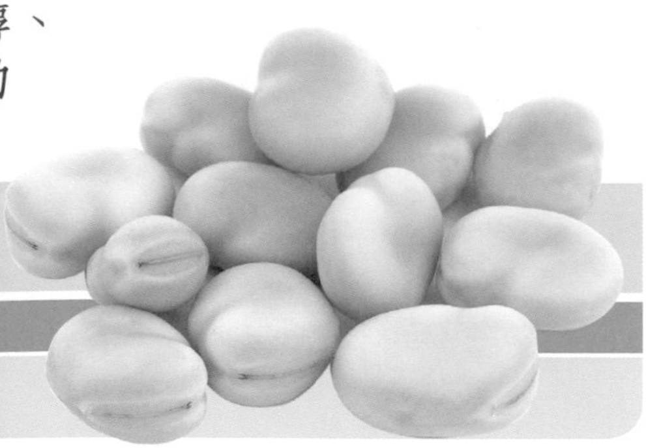

【適宜用量】每次約30克

【適合症型】脾胃不和，大腸失運

營養成分

蛋白質、纖維素、維生素

🍴 便秘為什麼吃蠶豆

蠶豆皮中的膳食纖維有降低膽固醇、促進腸蠕動的作用。

🍴 小蠶豆有大功效

蠶豆中有大量的蛋白質，且氨基酸種類齊全，特別是賴氨酸豐富；有豐富的膳食纖維、葉酸和維生素A。蠶豆具有健脾益氣、去濕、抗癌等食療作用，對於脾胃氣虛、胃滯少納、不思飲食、大便溏薄、慢性腎炎、腎病水腫、食管癌、胃癌、宮頸癌等病症有一定輔助療效。

🍴 食用蠶豆應注意

1.蠶豆含有致敏物質，過敏體質者有極少數人吃了會產生不同程度的過敏、急性溶血等中毒症狀，就是俗稱的「蠶豆病」。這是因為體內缺乏某種酶類所致，是一種遺傳缺陷。有過蠶豆過敏者一定不要再吃。

2.胃滯少納、患痔瘡出血、慢性結腸炎、尿毒症的病人應忌食。

🍴 巧用蠶豆來養生

1.開胃，軟化血管：蠶豆400克，薺菜100克。蠶豆洗淨，瀝乾水分；鍋中倒入油，大火加熱，待油4成熱時，放入新鮮的小紅辣椒和乾紅辣椒，煸出辣椒的香味後，放入蠶豆翻炒2分鐘；倒入薺菜，將薺菜和蠶豆攪拌均勻後再調入少許水，沒過蠶豆高度的1/5位置即可，煮3分鐘後調入鹽，持續用大火收乾湯汁即可。

2.潤腸通便，減肥：蠶豆、冬瓜、豆腐各200克。鮮蠶豆洗淨，冬瓜洗淨去皮切塊，豆腐切小塊；鍋中倒入少許底油，先倒入冬瓜塊翻炒，隨後倒入蠶豆和豆腐，倒入清水沒過菜；煮開後再煮2分鐘，最後調入鹽和香油即可。

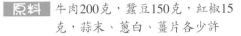 **蠶豆牛肉** ·······

原料 牛肉200克，蠶豆150克，紅椒15克，蒜末、蔥白、薑片各少許

調料 鹽4克，水澱粉10毫升，雞粉、料酒、生抽、小蘇打粉、蠔油、食用油各適量

製作

1. 洗淨食材，紅椒切片，牛肉切片，醃漬10分鐘；鍋中注水燒開，倒入牛肉，汆至變色，撈出；蠶豆焯水後撈出，剝去外皮。

2. 起油鍋，倒入薑片、蔥白、蒜末爆香，倒入紅椒片炒香，倒入牛肉，淋入少許料酒，翻炒一會，倒入蠶豆，加鹽、蠔油、生抽，翻炒入味，加入少許水澱粉炒勻即成。

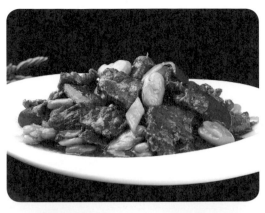

專家點評

可增強記憶力，防止動脈硬化，降低膽固醇，促進腸蠕動，防治便秘。

 韭菜蝦米炒蠶豆 ·······

原料 蠶豆160克，韭菜100克，蝦米30克

調料 鹽3克，雞粉2克，料酒5毫升，水澱粉、食用油各適量

製作

1. 洗淨的韭菜切段；鍋中注水燒開，加鹽、食用油，倒入蠶豆，煮約1分鐘後撈出，瀝乾。

2. 起油鍋，放入洗淨的蝦米炒香，倒入韭菜，翻炒一會兒，至其變軟，淋入適量料酒，加少許鹽、雞粉，炒勻調味。

3. 倒入焯過水的蠶豆，快速翻炒幾下，至全部食材熟透，用水澱粉勾芡即成。

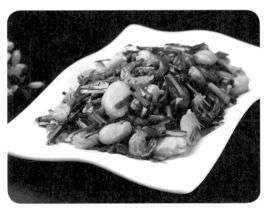

專家點評

粗纖維成分含量多，能促進腸道蠕動，預防便秘，同時還可降壓減脂。

豆腐

減輕胃腸負擔，
通便排毒

【適宜用量】常用量約70克
【適合症型】肺陰不足，大腸津枯

營養成分

蛋白質、8種必需氨基酸、不飽和脂肪酸、卵磷脂

🍴 便秘為什麼吃豆腐

豆腐的消化吸收率達95%以上，能促進吸收，減少腸道負擔，從而有利便的功效。

🍴 小豆腐有大功效

豆腐能益氣寬中、生津潤燥、清熱解毒、和脾胃、抗癌，還可降低血鉛濃度、保護肝臟、促進機體代謝。豐富的大豆卵磷脂益於神經、血管、大腦的發育生長，豆腐在健腦的同時，所含的豆固醇還能抑制膽固醇攝入。

🍴 食用豆腐應注意

1.因豆腐中含嘌呤較多，嘌呤代謝失常的痛風患者和血尿酸濃度增高的患者忌食。其性偏寒，胃寒和易腹瀉、腹脹、脾虛及常出現遺精的腎虧者不宜多食。

2.豆腐雖好，也不宜天天吃，一次食用也不要過量。老年人和腎病、缺鐵性貧血、痛風病、動脈硬化患者更要控制食用量。

> ## 🍴 巧用豆腐來養生
>
> **1.益氣生津、增強免疫力**：羊肉500克，豆腐200克。羊肉切塊，豆腐切塊；油燒至六成熱，下豆腐炸至金黃色撈起瀝油；留少許底油，下入薑、蒜片爆香後放羊肉、洋蔥、紅辣椒；調入紅油、豆瓣醬、孜然粉、胡椒粉、鹽、味精等調味料，燉約1小時即可。
>
> **2.養心潤肺，生津除煩**：鮮絲瓜150克，嫩豆腐200克；炒鍋上火，放入油燒熱，投入薑、蔥煸香，加適量水，下豆腐塊和絲瓜片，大火燒沸；再用文火煮3～5分鐘，調入鹽、味精、醬油、米醋，即可。

食譜推薦 黃豆蛤蜊豆腐湯

原料 水發黃豆95克，豆腐200克，蛤
蜊200克，薑片、蔥花各少許

調料 鹽2克，雞粉、胡椒粉各適量

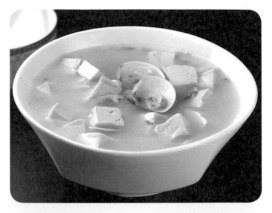

製作

1. 洗淨的豆腐切成小方塊；將蛤蜊打
   開，洗淨備用。
2. 鍋中注水燒開，倒入洗淨的黃豆，用
   小火煮20分鐘，至其熟軟。
3. 倒入豆腐、蛤蜊，放入薑片、鹽、雞
   粉，攪勻調味，用小火再煮8分鐘，至
   食材熟透，撒入胡椒粉、蔥花拌勻即
   成。

專家點評

促進腸道蠕動，幫助排
便，預防便秘，還能預
防高血壓、高血脂。

食譜推薦 銀魚蝦乾蒸豆腐

原料 豆腐300克，水發銀魚乾50克，
水發蝦乾30克，薑絲30克，紅椒
絲、蔥花各少許

調料 蒸魚豉油20毫升，食用油適量

製作

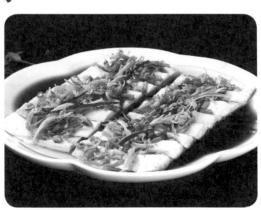

1. 把洗淨的豆腐斜刀切成塊，裝盤，撒
   上洗淨的蝦乾、銀魚乾，再放上薑
   絲、紅椒絲，淋入適量蒸魚豉油及食
   用油。
2. 把處理好的豆腐放入加熱後的蒸鍋，
   用大火蒸約8分鐘至食材熟透，撒上蔥
   花，澆上少許熟油即成。

專家點評

對消化不良者有益，有
助消化吸收，促進排
便，預防結腸癌。

61

豆漿

使腸壁表面光滑，
使排便順暢

【適宜用量】200～300毫升
【適合症型】腎陽虛衰，大腸寒凝

營養成分

蛋白質、維生素、礦物質

⏱ 便秘為什麼吃豆漿

豆漿能清火潤腸、降脂降糖，其中的大豆配醣體，能使腸壁表面光滑、排便順暢。

⏱ 小豆漿有大功效

豆漿富含鈣、鐵、磷、鋅、硒等礦物元素及多種維生素，含有人體所需的優質植物蛋白和8種氨基酸，並含可有效降低人體膽固醇及抑制體內脂肪發生過氧化現象的大豆皂苷等物質，不含膽固醇。豆漿具有清火潤腸、降脂降糖、化痰補虛、防病抗癌、增強免疫等功效，常飲鮮豆漿對高血壓、冠心病、便秘、動脈硬化及骨質疏鬆等症患者大有益處。

⏱ 食用豆漿應注意

腹瀉腹脹者、慢性腸炎者、夜尿頻多者、遺精患者忌食。同時，一歲半以下的寶寶也不能喝豆漿，因其腸胃功能尚未完全發育，容易引起腹脹、腹瀉。

⏱ 巧用豆漿來養生

1.潤肺益氣，生津除煩：燕麥、薏仁各30克，白果20克，豆漿3杯。泡一夜的薏仁與燕麥放入鍋中，加入豆漿、去殼的白果，小火慢慢煲稠即可。

2.健腦保肝、軟化血管：雞蛋2個，豆漿200毫升。雞蛋打散，加少許鹽打勻；將豆漿加入打散的蛋液中；攪拌均勻，靜置，消泡後將豆漿蛋液倒入平底較淺的容器中約8分滿；容器放入蒸鍋中，上面蓋一個盤子防止水氣進入；開火蒸，待鍋中水開後，再續蒸5~6分鐘即可。

3.滋補肝腎，烏髮養顏：黃豆100克，核桃仁30克，白糖適量。黃豆泡軟，洗淨；核桃仁洗淨；將黃豆、核桃仁放入豆漿機中，添水攪打成豆漿，燒沸後濾出，加入白糖拌勻即可。

食譜推薦 核桃仁黑豆漿

原料 水發黑豆100克，核桃仁40克

調料 白糖5克

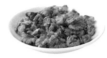

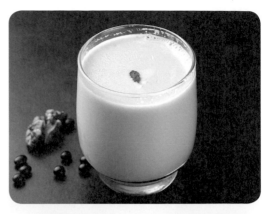

製作

1. 將洗淨的黑豆倒入豆漿機，攪打成汁，濾去豆渣取汁。將豆汁和核桃仁加入豆漿機榨汁，即成生豆漿。
2. 砂鍋中倒入生豆漿，置大火上燒熱後續煮約2分鐘，至汁水沸騰，加入少許白糖，至白糖溶化即成。

專家點評

含油脂和膳食纖維，能潤滑腸壁，促進排便，防便秘，還能促進血液循環、穩定血壓。

食譜推薦 黑豆芝麻豆漿

原料 水發黑豆110克，水發花生米100克，黑芝麻20克

調料 白糖20克

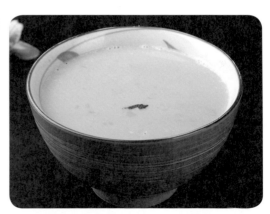

製作

1. 將洗淨的黑豆倒入豆漿機，攪打成汁，濾渣取汁。將豆汁與黑芝麻、花生米同入豆漿機榨汁即成生豆漿。
2. 湯鍋置旺火上，倒入攪拌好的生豆漿，用大火煮約1分鐘，至汁水沸騰，加入白糖，攪勻，續煮一會兒，至糖完全溶化即成。

專家點評

不僅能防治便秘，還能有效預防高血壓，保護心腦血管。

菠菜

促進腸蠕動，
利於排便

【適宜用量】每餐80～100克
【適合症型】脾胃不和，大腸失運或肝火熾熱，大腸受灼

營養成分

鐵、胡蘿蔔素、維生素C、維生素A、葉酸

便秘為什麼吃菠菜

菠菜含豐富的維生素A、B族維生素、脂肪、粗纖維等成分，具有促進腸道蠕動的作用，利於排便。

小菠菜有大功效

菠菜是有名的補血食物，含豐富的鐵質和胡蘿蔔素。菠菜中的維生素C和葉酸含量也很豐富，可增強產婦對鐵元素的吸收力。

食用菠菜應注意

1.挑選葉色較青、新鮮、無蟲害的菠菜為宜。冬天可用無毒塑膠袋保存，只要在菜葉上套上塑膠袋，口不用紮，根朝下戳在地上即可。

2.菠菜宜焯水後再進行烹調，以降低草酸含量。菠菜含草酸較多，有礙人體對鈣的吸收，故吃菠菜時宜先用沸水燙軟，撈出再炒。多食菠菜能促進生長發育、增強抗病能力，促進人體新陳代謝，延緩衰老。

巧用菠菜來養生

1.防治便秘：將500克菠菜洗淨切段；豬血洗淨，切塊；再將所有材料放進鍋中，加上適量水，大火煮沸，小火熬煮成湯，加鹽調味即可。

2.防治糖尿病：鮮菠菜根150克洗淨切碎，雞內金10克，洗淨；兩者同放進鍋中，加水適量，煎煮30分鐘，取出汁；鍋中加入淘淨的大米及菜汁，大火煮沸，小火煮爛成粥，調味，1日內分數次食用。

食譜推薦 扇貝拌菠菜

原料 扇貝600克，菠菜180克，彩椒40克

調料 鹽、雞粉各3克，生抽10毫升，芝麻油、食用油各適量

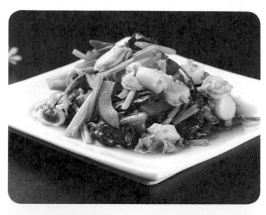

製作

1. 鍋中注水燒開，倒入洗淨的扇貝，略煮至貝殼張開後撈出，用清水洗淨，留取扇貝肉，切開。
2. 洗淨的菠菜切段，彩椒切粗絲。
3. 另起鍋，注水燒開，注少許食用油，倒入菠菜、彩椒絲煮約半分鐘後撈出，瀝乾；沸水鍋中放入扇貝肉，至其熟軟後撈出，瀝乾。
4. 菠菜、彩椒絲和扇貝肉放入碗中，加鹽、雞粉、生抽、芝麻油拌勻即成。

專家點評

可促進腸道蠕動，有效防治便秘，還能防治高血壓、冠心病等。

食譜推薦 菌菇菠菜湯

原料 鮮香菇45克，玉米棒180克，金針菇100克，菠菜120克，薑片少許

調料 鹽、雞粉、食用油適量

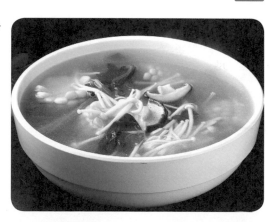

製作

1. 食材洗淨；香菇切成小塊，金針菇切去根部，玉米棒切成小塊，菠菜切成長段。
2. 砂鍋中注水700毫升，用大火燒開，放入玉米塊、香菇、薑片，大火燒開後轉小火再煮15分鐘至食材熟軟，淋入適量食用油，加入鹽、雞粉，放入金針菇拌勻。
3. 煮沸後放入菠菜，續煮1分鐘至菠菜熟軟即成。

專家點評

有膳食纖維，能加快大便排出，不僅能防治便秘，還能控制血糖。

青江菜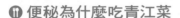

縮短糞便
在腸內
停留時間

【適宜用量】每餐150克
【適合症型】肺氣上逆，大腸氣滯

營養成分

維生素C、鈣、鐵

🍴 便秘為什麼吃青江菜

青江菜中含有大量的膳食纖維，能促進腸道蠕動，增加糞便體積，縮短糞便在腸腔停留的時間，從而防治多種便秘，預防腸道腫瘤。

🍴 小青江菜有大功效

青江菜中含有豐富的鈣、鐵、鉀和維生素C，胡蘿蔔素也很豐富，是人體黏膜及上皮組織維持生長的重要營養源，對於抵禦皮膚過度角化大有裨益。青江菜具有活血化瘀、消腫解毒、促進血液循環、潤腸通便、養顏美容、強身健體的功效。

🍴 食用青江菜應注意

食用青江菜時要現做現切，並用旺火爆炒，這樣既可保持鮮脆，又可使其營養成分不被破壞。吃剩的菜過夜後就不要再吃，以免造成亞硝酸鹽沉積，易引發癌症。懷孕早期婦女、目疾患者及小兒麻疹後期、疥瘡、狐臭等慢性病患者要少吃。

🍴 巧用青江菜來養生

1.防治習慣性便秘：500克青江菜洗淨，切段；100克蘑菇洗淨，切塊；鍋燒熱，加油，放進菜，鮮湯，煮至八成熟時，加上鹽、味精、蘑菇，煮1分鐘，澆上雞油即可。

2.防治高血壓、高血脂：500克青江菜洗淨，切段；鍋燒熱，加上菜油，大火煮沸，再加上青江菜、鹽，炒熟即可。

3.防治糖尿病：500克青江菜洗淨，切段，放進沸水中焯熟，瀝乾後裝盤，加上麻油和鹽拌食。

4.防治丹毒、乳癰：用青江菜煮汁食或搗爛絞汁溫服一小杯，1日3次，療程3天；並用鮮青江菜葉搗爛敷患處，1日更換3次。

食譜推薦 青江菜扒豬血

原料 青江菜200克，豬血250克，薑片、蒜末、蔥花各少許

調料 鹽、雞粉、豆瓣醬、料酒、水澱粉、芝麻油、食用油適量

製作

1. 洗淨食材，青江菜對半切，豬血切塊。鍋中注水燒開，加鹽，豬血氽煮約1分鐘至呈暗紅色撈出瀝乾。
2. 油鍋燒熱，放青江菜炒軟，加鹽、雞粉、料酒，淋清水炒勻，盛出。
3. 鍋中另注油燒熱，放薑片、蒜末爆香，加適量豆瓣醬炒香，放入豬血，淋清水，加鹽、雞粉，倒水澱粉、芝麻油拌勻，再加入炒好的青江菜稍燴即成。

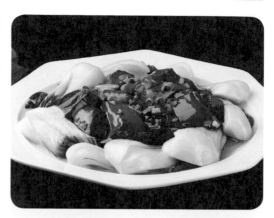

專家點評

能產生一種消毒、潤腸的物質，能促進腸道蠕動，加快大便排出。

食譜推薦 青江菜瘦肉皮蛋湯

原料 青江菜120克，瘦肉80克，皮蛋1個，薑片少許

調料 雞粉、鹽各2克，料酒、水澱粉、胡椒粉、食用油各適量

製作

1. 洗淨的青江菜對半切；洗好的瘦肉切成片，醃漬5分鐘；皮蛋去殼，切成瓣。
2. 鍋中注水燒開，淋入少許食用油，放入薑片、青江菜、皮蛋，拌勻，加入適量鹽、雞粉，拌勻煮沸；倒入肉片攪散，煮約1分鐘至食材熟透，加入少許胡椒粉拌勻即成。

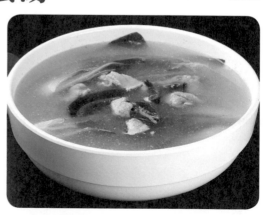

專家點評

可潤腸通便，還有滋養臟腑、滑潤肌膚、補中益氣、滋陰養胃之功效。

小白菜

促進腸蠕動，
保持大便通暢

【適宜用量】每餐70克
【適合症型】肝氣鬱結，大腸氣滯

營養成分

鈣、維生素、膳食纖維

🍴 便秘為什麼吃小白菜

小白菜所含的膳食纖維能通腸利胃，促進腸管蠕動，保持大便通暢。

🍴 小白菜有大功效

小白菜含鈣量高，是防治維生素D缺乏（佝僂病）的理想蔬菜。小白菜含維生素B_1、維生素B_6、泛酸等，具有緩解精神緊張的功能。可促進人體新陳代謝，具有清肝的作用，還能健脾利尿、促進吸收，且有助蕁麻疹消退。

🍴 食用小白菜應注意

1.挑選葉色較青、新鮮、無蟲害的小白菜為宜。冬天可用無毒塑膠袋保存，小白菜包裹後冷藏只能維持2～3天，如連根一起貯藏，可稍延長1～2天。

2.小白菜不宜生食，用小白菜製作菜肴，炒、煮的時間不宜過長，以免損失營養。

🍴 巧用小白菜來養生

1.防治便秘：200克小白菜洗淨，切碎；大米洗淨，泡發後放進鍋中，加適量水，大火煮至米粒開花，加上小白菜，煮至粥成，加上味精和鹽調味即可。

2.防止皮膚粗糙、色素沉著：將小白菜洗淨，切碎；適量豆腐洗淨，切塊，放進鍋中，加適量水，煮至熟後，加上小白菜和油，煮熟，加鹽調味即可。

3.防癌抗癌：200克小白菜洗淨，切成粒；200克豆腐洗淨，切塊，略微汆燙後，撈出瀝乾。油鍋燒熱，放入小白菜炒熟，加鹽調味，盛入放豆腐的盤中，澆上雞汁即可。

食譜推薦 蝦醬小白菜炒豆腐

原料 小白菜200克，豆腐300克，薑絲、蒜末各少許

調料 鹽、雞粉、生抽、芝麻油、水澱粉、蝦醬、食用油各適量

製作

1. 洗好的豆腐切成小方塊，洗淨的小白菜切段。
2. 鍋中注水燒開，放鹽，倒入豆腐，煮1分半後撈出，備用。
3. 起油鍋，下入蒜末、薑絲爆香，倒入小白菜炒至熟軟，加入適量蝦醬炒勻，倒入豆腐翻炒片刻。
4. 加生抽、清水、鹽、雞粉炒勻，加水澱粉勾芡，淋芝麻油即成。

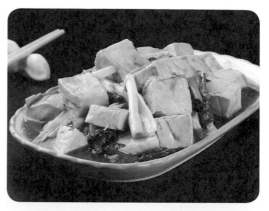

專家點評

豐富的維生素和礦物質營養能延緩衰老，植物纖維能預防便秘。

食譜推薦 小白菜汆牛肉丸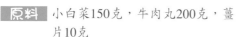

原料 小白菜150克，牛肉丸200克，薑片10克

調料 鹽3克，雞粉2克，胡椒粉少許，食用油適量

製作

1. 洗淨的小白菜切成兩段，洗淨的牛肉丸打上網格花刀，待用。
2. 鍋中注水1000毫升，大火燒開，加少許食用油、鹽、雞粉，撒上少許胡椒粉。
3. 放入準備好的牛肉丸，用中火煮約2分鐘至牛肉丸熟透，放入薑片，倒入切好的小白菜，煮至小白菜熟透即成。

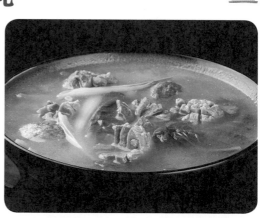

專家點評

小白菜能有效防治便秘，牛肉具有溫中補虛的作用，故能強身壯體。

空心菜 促進腸蠕動，通便解毒

【適宜用量】每餐50克

【適合症型】肝火熾熱，大腸受灼

營養成分

蛋白質、糖類、維生素

便秘為什麼吃空心菜

空心菜中粗纖維的含量較豐富，這種食用纖維是由纖維素、半纖維素、木質素、膠漿及果膠等組成，具有促進腸蠕動、通便解毒的作用。

小空心菜有大功效

空心菜含豐富的維生素與微量元素，它所具有的鈣、鉀、維生素C、胡蘿蔔素、核黃素的含量均比一般疏菜高出許多。有清熱、解毒、涼血、利尿作用，對熱痢、痔瘡、便秘、便血、蟲咬皮炎及濕疹，都有一定的食療作用。

食用空心菜應注意

1.選購空心菜以色正、鮮嫩、莖條均勻、無枯黃葉、無病斑、無鬚根者為優，失水萎蔫、軟爛、長出根的為次等品，不宜購買。空心菜不耐久放，如想保存較長的時間，可選購帶根的空心菜，放入冰箱中冷藏可維持5～6天。

2.空心菜不可炒得太爛，以免營養損失過多。炒空心菜時若加點豆腐乳汁，菜的味道更鮮美可口。體質虛弱、脾胃虛寒、大便溏泄者最好不要食用。

巧用空心菜來養生

1.防治糖尿病：將空心菜梗洗淨，切段；玉米鬚洗淨，與空心菜梗一起放進鍋中，加適量水，煎煮10分鐘，即可飲用。

2.防治小兒夏熱、口渴、尿黃：空心菜洗淨，切段；馬蹄洗淨，打碎，與空心菜一起放進鍋中，加適量水，煮成湯。

3.防治肺熱咳嗽、鼻出血：空心菜洗淨，切段；白蘿蔔洗淨，去皮，切塊，與空心菜一起放進榨汁機中榨汁，加上蜂蜜攪拌均勻即可飲用。

食譜推薦 肉末空心菜

原料 空心菜200克，肉末100克，彩椒40克，薑絲少許

調料 鹽、雞粉各2克，老抽2毫升，料酒、生抽、食用油適量

製作

1. 空心菜洗淨，切段；彩椒洗淨，切粗絲。
2. 起油鍋，倒入肉末，用大火快速翻炒至鬆散，淋入少許料酒、老抽、生抽，炒勻，撒入薑絲，再放入切好的空心菜，翻炒至熟軟。
3. 倒入彩椒絲，加入少許鹽、雞粉，炒勻即成。

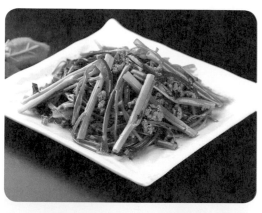

專家點評

含纖維素、木質素及果膠成分，能促進腸道蠕動，加速毒素排出，加快排便。

食譜推薦 蒜蓉空心菜

原料 空心菜300克，蒜末少許

調料 鹽、雞粉各2克，食用油少許

製作

1. 空心菜洗淨，切小段。
2. 起油鍋，放入蒜末爆香，倒入切好的空心菜，用大火翻炒至變軟，轉中火，加少許鹽、雞粉，炒勻即成。

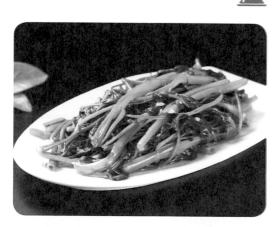

專家點評

能防治便秘，預防血清中膽固醇含量過高，還有殺菌解毒的作用。

芹菜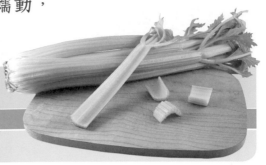

增加胃腸蠕動，促進排便

【適宜用量】每日50～100克
【適合症型】肝火熾熱，大腸受灼

🍽 營養成分

膳食纖維、維生素C

🍴 便秘為什麼吃芹菜

芹菜中含有大量的纖維素，能增加胃腸蠕動，促進排便。

🍴 小芹菜有大功效

芹菜含蛋白質、芹菜鹼、膳食纖維、甘露醇、維生素A、維生素C、維生素P、鈣、鐵、磷等營養成分。具有清熱除煩、平肝、利水消腫、涼血止血的作用，對高血壓、頭痛、頭暈、暴熱煩渴、黃疸、水腫、小便熱澀不利、婦女月經不調、赤白帶下、痄腮等病症有食療作用。適宜糖尿病患者、高血壓患者、動脈硬化患者、缺鐵性貧血者及經期婦女食用。

🍴 食用芹菜應注意

1.芹菜可炒、可拌、可熬、可煲，還可做成飲品。

2.芹菜葉中所含的胡蘿蔔素和維生素C比莖中的含量多，吃時不要把嫩葉扔掉。

3.脾胃虛寒者、腸滑不固者忌食。芹菜有降血壓作用，故血壓偏低者少食。

🍴 巧用芹菜來養生

1.安神補血、軟化血管：馬鈴薯200克，芹菜30克，蒜末、鹽、油、生抽適量，豆豉香辣醬1勺。芹菜洗淨去葉切段，馬鈴薯洗淨去皮切成小尾指粗條；熱油鍋，蒜末爆香，加入馬鈴薯翻炒，淋上生抽和香辣醬，翻炒至半熟；加入芹菜，翻炒至熟即可。

2.軟化血管、降壓降脂：香乾4塊，芹菜100克，油、鹽、白糖各適量。香乾洗淨切絲，芹菜洗淨切段；鍋中加水燒開後加入芹菜莖，半分鐘後加入芹菜葉；20秒後加一小勺油，撈出芹菜瀝乾；熱鍋加冷油炒香乾，八成熟時加入芹菜翻炒至熟，加鹽、白糖翻炒均勻即成。

金針菇拌芹菜

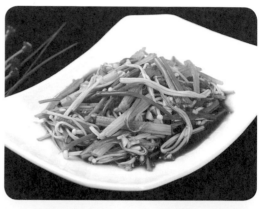

原料 金針菇100克，胡蘿蔔90克，芹菜50克，蒜末少許

調料 鹽、白糖各2克，生抽6毫升，陳醋、芝麻油、食用油各適量

製作

1. 食材洗淨，金針菇去根部、胡蘿蔔切絲、芹菜切段。
2. 鍋中注水燒開，加入少許食用油，放入切好的胡蘿蔔、芹菜、金針菇，煮約1分鐘，撈出，瀝乾。
3. 把焯煮熟的食材裝入碗中，撒上蒜末，加入少許鹽、白糖，再淋入生抽、陳醋、芝麻油，拌勻即成。

專家點評

屬高纖維食物，且含有果膠，能預防便秘，還能降低血液中的膽固醇。

 芹菜炒鱔絲

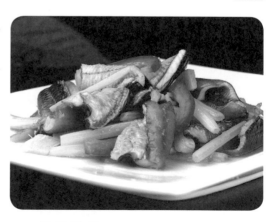

原料 鱔魚肉150克，芹菜100克，彩椒絲、薑片、蔥白各少許

調料 料酒、鹽、味精、水澱粉、生粉各適量

製作

1. 芹菜洗淨，切段；鱔魚肉切短段醃漬10分鐘。
2. 鍋中加水燒開，倒入鱔魚肉，汆燙至斷生後撈出。
3. 油鍋燒至五成熱，放入鱔魚肉滑油片刻撈出。鍋留底油，倒入彩椒絲、薑片、蔥白爆香，倒入芹菜、鱔魚肉，淋入料酒，加入鹽、味精，淋入水澱粉和熟油，炒勻即成。

專家點評

能促進腸道蠕動，加快糞便排出，預防便秘，防治結腸癌發生。

莧菜

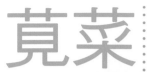

可減肥輕身，
促進排毒

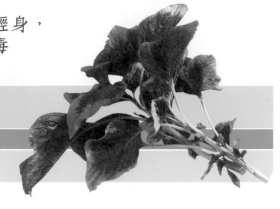

【適宜用量】每餐80克
【適合症型】脾胃積熱，大腸燥結

營養成分

鐵、鈣、維生素

便秘為什麼吃莧菜

莧菜富含纖維素，常食可減肥輕身，促進排毒，防止便秘。

小莧菜有大功效

莧菜富含易被人體吸收的鈣質，能防止肌肉痙攣（抽筋），還含有豐富的鐵和維生素K，具有促進凝血，增加血紅蛋白含量並提高攜氧能力，促進造血等功能。具有清熱利濕、涼血止血、止痢的功效，主治赤白痢疾、二便不通、目赤咽痛、鼻衄等病症。

食用莧菜應注意

1.紅莧菜以葉片大而完整、較嫩為好，紫紅色較佳，萎爛的莧菜不宜選購。莧菜不耐久放，最好儘快吃完；短期存放可用保鮮膜包裹或放入保鮮袋，置冰箱冷藏。

2.莧菜可炒、熗、拌、做湯、下麵和製餡，但烹調時間不宜過長。炒莧菜時可能會出很多水，所以在炒製過程中可不用加水。莧菜不宜一次吃得太多，否則易引起皮炎。

巧用莧菜來養生

1.**防治便秘**：紫莧菜150克洗淨，切段；60克粳米洗淨，放進鍋中，加適量水，大火煮至米粒開花，加上紫莧菜，煮熟，加鹽即可。

2.**防治疾痢、濕熱腹瀉**：將500克莧菜洗淨，切段，用食油煸炒，加上食鹽、醋、大蒜即可食用。

3.**防治熱淋、小便不利**：莧菜60克、空心菜100克，洗淨，切碎，放進鍋中，加適量水，煎服或是代茶飲。

食譜推薦 香菇莧菜

原料 鮮香菇50克，莧菜180克，薑片、蒜末各少許

調料 鹽、雞粉各2克，料酒、水澱粉、食用油各適量

製作

1. 香菇洗淨，切片。
2. 起油鍋，放入薑片、蒜末爆香，倒入香菇，淋入適量料酒，倒入洗淨的莧菜，炒至熟軟，加入適量鹽、雞粉，炒勻調味。
3. 淋入少許清水，倒入適量水澱粉炒勻即成。

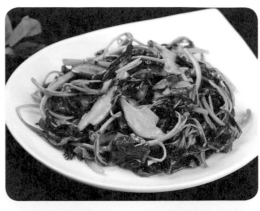

專家點評

莧菜和香菇都含有纖維素，所以本品不僅能防治便秘，還能降壓降糖。

食譜推薦 莧菜餅

原料 麵粉400克，雞蛋120克，莧菜90克，蔥花少許

調料 鹽、芝麻油、食用油適量

製作

1. 鍋中注水燒開，放入洗淨的莧菜，煮約半分鐘撈出瀝乾，切粒。
2. 雞蛋打散、調勻，放入莧菜，撒上蔥花，再加少許鹽拌勻，倒入麵粉快速攪拌，淋入芝麻油，攪拌片刻，製成莧菜麵糊，待用。
3. 油鍋燒熱，倒入莧菜麵糊，攤開，小火煎至兩面熟透、呈金黃色，切分成小塊，擺好盤即成。

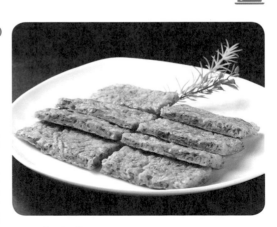

專家點評

能防治便秘、降低血壓，但高膽固醇、冠心病患者不宜過多食用。

芥藍

增進食欲，助消化

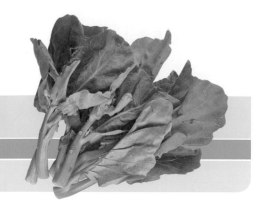

【適宜用量】每餐100克
【適合症型】脾胃不和，大腸失運

🍽 營養成分

纖維素、糖類

🍴 便秘為什麼吃芥藍

芥藍中含有有機鹼，這使它帶有一定的苦味，能刺激人的味覺神經，增進食欲，還可加快胃腸蠕動，有助消化。

🍴 小芥藍有大功效

芥藍具有利尿化痰、解毒祛風、清心明目、降低膽固醇、軟化血管、預防心臟病的作用，還含有大量膳食纖維，能防止便秘。

🍴 食用芥藍應注意

1.以柔嫩、鮮脆、無蟲害的芥藍為佳；購買後宜放入冰箱冷藏，不宜長時間保存。

2.芥藍有苦澀味，炒時加入少量糖和酒，可改善口感；煮時加入湯水要比一般菜多一些，炒的時間要長些，因為芥藍梗粗，不易熟透，烹製時水分揮發必然多些。

🍴 巧用芥藍來養生

1.防治便秘：芥藍300克洗淨，切段，入沸水焯一下撈出，盛盤；用醬油、鹽、味精兌成芡汁，淋在芥藍上即可。

2.防治脾胃虛弱：芥藍洗淨，切段，放進鍋爆炒，加鹽，放入盤中；適量牛肉用生粉、鹽、醬油拌勻，放進油鍋中爆炒，炒熟後放在芥藍上即可。

3.防治心火旺盛：芥藍洗淨，切段，放進沸水中焯過；油鍋放進蒜蓉，爆出香味後，加上芥藍，炒熟，加鹽即可。

4.防治小便不利：芥藍洗淨，切段；豬肉洗淨，放進鍋中爆炒；芥藍放油鍋炒熟後倒進豬肉，加鹽拌云即可。

食譜推薦 芥藍炒冬瓜片

原料 芥藍100克，冬瓜250克，胡蘿蔔50克，水發木耳50克，薑片、蒜片、蔥段各少許

調料 鹽3克，雞粉2克，料酒10毫升，水澱粉15毫升，食用油適量

製作

1. 食材洗淨，胡蘿蔔去皮切片，木耳切小塊，冬瓜去皮、瓤，切片，芥藍切成長約3公分的段。
2. 鍋中注水燒開，放少許食用油，放入木耳、胡蘿蔔、冬瓜、芥藍，煮約半分鐘至全部食材斷生撈出。
3. 起油鍋，放薑片、蒜末、蔥段爆香，倒入焯煮好的食材翻炒片刻，加料酒、鹽、雞粉炒至入味，倒入水澱粉，快速翻炒至熟透即成。

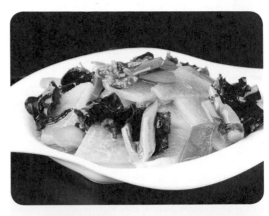

專家點評

芥藍、木耳、胡蘿蔔都具有通便作用，本品能防治便秘，還能抗衰老、降低血壓。

食譜推薦 芥藍炒核桃仁

原料 芥藍100克，紅椒15克，核桃肉50克，薑片、蒜片、蔥白各少許

調料 鹽3克，雞粉2克，白糖3克，料酒、水澱粉、食用油各適量

製作

1. 洗淨食材，芥藍切小段，紅椒切小塊。鍋中注水煮沸，放食用油，倒芥藍、紅椒，煮約半分鐘撈出。
2. 油鍋燒熱，放入核桃肉，炸乾水分後撈出，瀝乾油。
3. 鍋底留油，下薑片、蒜片、蔥白爆香，倒入芥藍和紅椒炒勻，淋上料酒，加入鹽、雞粉、白糖翻炒，倒入水澱粉勾芡，放入核桃肉，翻炒均勻即成。

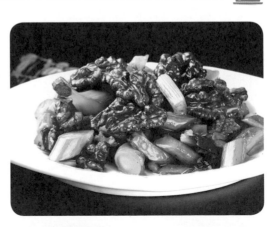

專家點評

含膳食纖維及豐富油脂能滋潤腸道，加速腸道蠕動，預防便秘，還可預防動脈硬化。

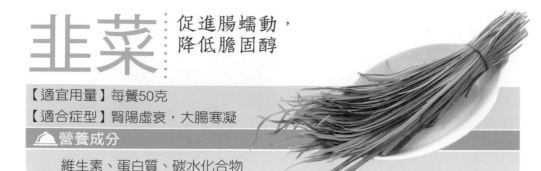

韭菜：促進腸蠕動，降低膽固醇

【適宜用量】每餐50克

【適合症型】腎陽虛衰，大腸寒凝

營養成分

維生素、蛋白質、碳水化合物

⊕ 便秘為什麼吃韭菜

韭菜含有豐富的纖維素，每100克韭菜含1.5克纖維素，比大蔥和芹菜都高，可以促進腸道蠕動、預防大腸癌發生，同時又能減少對膽固醇的吸收。

⊕ 小韭菜有大功效

韭菜具有溫腎助陽、益脾健胃、行氣理血、潤腸通便的功效。多吃韭菜可養肝，增強脾胃之氣。

⊕ 食用韭菜應注意

1.韭菜雖然一年四季皆有，冬季到春季出產的韭菜葉肉薄且柔軟，夏季出產的韭菜葉肉厚且堅實。選購時選擇韭菜上帶有光澤，用手抓時葉片不會下垂，結實而新鮮水嫩的。

2.烹調韭菜時需要急火快炒起鍋，稍微加熱過頭，便會失去韭菜風味。韭菜雖有強精作用，但過量食用會敗腎、流眼屎，所以不要天天食用。熟韭菜不宜隔夜吃。

⊕ 巧用韭菜來養生

1.防治便秘：韭菜洗淨，切小段；蝦仁洗淨；將韭菜放進炒鍋煸炒，炒至五分熟時，加上蝦仁和鹽，炒熟即可。

2.防治孕吐：韭菜洗淨，切段，放進榨汁機中榨汁，取50毫升韭菜汁，加上糖攪拌均勻即可。

3.防治子宮脫垂：將250克韭菜洗淨，切段，放進鍋中，加適量水，做成湯汁，待溫，燻洗外陰部。

食譜推薦 韭菜炒牛肉

原料 牛肉200克，韭菜120克，彩椒35克，薑片、蒜末各少許

調料 鹽3克，雞粉2克，料酒4毫升，生抽、水澱粉、食用油適量

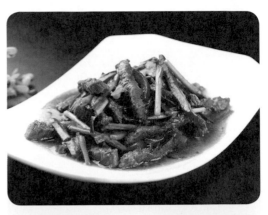

製作

1. 食材洗淨，韭菜切段、彩椒切粗絲，牛肉切絲，放入少許料酒、鹽、生抽、水澱粉、食用油，拌勻，醃漬約10分鐘。
2. 起油鍋，倒入牛肉絲，翻炒至變色，放入薑片、蒜末炒香，倒入切好的韭菜、彩椒，用大火翻炒至食材熟軟，加入少許鹽、雞粉、生抽稍炒即成。

專家點評

含揮發性精油，不僅能防治便秘，還有降低血糖的作用。

食譜推薦 韭菜豆渣餅

原料 雞蛋120克，韭菜100克，豆渣90克，玉米粉55克

調料 鹽3克，食用油適量

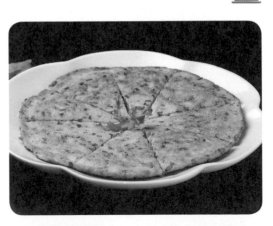

製作

1. 韭菜洗淨，切成粒。
2. 起油鍋，倒入切好的韭菜，翻炒至斷生，放入備好的豆渣，炒香，加入少許鹽，炒勻，裝盤待用。
3. 雞蛋打散，加入少許鹽調勻，再放入炒好的食材，撒上玉米粉，調勻，製成豆渣餅麵糊。
4. 煎鍋中注油燒熱，倒入調好的麵糊，攤開，煎至兩面熟透、呈金黃色後分小塊，擺好盤即成。

專家點評

含豐富的食物纖維，能增加糞便量，使大便鬆軟，加速大便排出。

茼蒿：促進胃腸蠕動，通便排毒

【適宜用量】每餐50～100克
【適合症型】脾胃不和，大腸失運

營養成分

維生素、胡蘿蔔素

⊕ 便秘為什麼吃茼蒿

茼蒿含豐富的粗纖維，有助腸道蠕動、大便通暢。

⊕ 小茼蒿有大功效

茼蒿含有豐富的食物纖維、維生素C、多種氨基酸、脂肪、蛋白質、礦物鹽，能改善肌膚粗糙的狀況，能養心安神、平補肝腎、寬中理氣、降壓補腦、降低膽固醇、降血壓、利小便。還含有特殊香味的揮發油，有助於消食開胃、增加食欲。

⊕ 食用茼蒿應注意

1.以葉寬大、缺刻淺、水嫩、深綠色的為佳。宜放在冰箱冷藏，最好即買即食，不宜長時間保存。

2.火鍋中加入茼蒿，可促進魚類或肉類蛋白質的代謝，對營養的攝取有益。茼蒿辛香滑利，胃虛泄瀉者不宜多食。茼蒿氣濁、上火，一次忌食過量。

⊕ 巧用茼蒿來養生

1.防治便秘：新鮮茼蒿200克洗淨剁碎，搗取汁；將汁水拌生豆粉勾稀芡；適量筍、香菇洗淨，切作小丁；清水煮沸後下筍丁、香菇丁，改小火燒10分鐘，加鹽，倒入茼蒿汁勾稀的豆粉，使成淺膩狀，再澆上熟油即成。

2.防治消化不良：鮮茼蒿200克洗淨，3個雞蛋取蛋清；茼蒿加適量水煎煮，快熟時，加入雞蛋清煮片刻，調入油、鹽即可。

3.防治神經衰弱：茼蒿300克去梗洗淨切段；豬心200克洗淨切片；鍋中放油燒熱，放蔥花煸香，投入豬心片煸炒至水乾，加入調味料，煸炒至熟，加入茼蒿繼續煸炒至豬心片熟即可。

食譜推薦 芋頭蛤蜊茼蒿湯

原料 香芋200克，茼蒿90克，蛤蜊180克，枸杞、蒜末各少許

調料 鹽、雞粉各2克，食用油適量

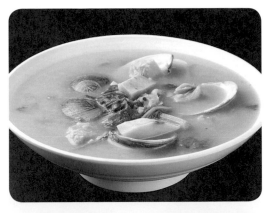

製作

1. 香芋洗淨去皮切段，茼蒿洗淨切段，洗淨的蛤蜊打開，去內臟。
2. 起油鍋，放入蒜末爆香，倒入香芋，略炒片刻，注入適量清水，放入洗淨的枸杞，燒開後煮5分鐘，放入蛤蜊，加入少許鹽、雞粉，攪勻，再煮3分鐘，撇去湯中的浮沫，放入切好的茼蒿，煮至熟軟即成。

專家點評

粗纖維含量高，還含有特殊香味的揮發油，能增加食欲，促進排便。

食譜推薦 茼蒿香菇炒蝦

原料 茼蒿180克，基圍蝦100克，水發香菇50克，蒜末、蔥段各少許

調料 鹽、雞粉各2克，料酒5毫升，水澱粉、食用油各適量

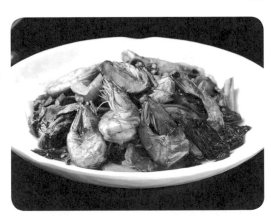

製作

1. 香菇洗淨切粗絲，茼蒿切段。基圍蝦洗淨去除頭鬚，挑去蝦線。
2. 起油鍋，放入蒜末、蔥段爆香，倒入基圍蝦，翻炒勻，放入香菇絲，淋入少許料酒，再倒入切好的茼蒿，炒至熟軟，加入少許鹽、雞粉，倒入少許水澱粉，快速翻炒至食材熟透、入味即成。

專家點評

含特殊香味的揮發油，能促進胃腸蠕動，加快排便，其植物纖維也能預防便秘。

豌豆

清潔大腸，
防止便秘

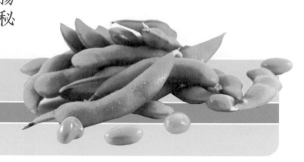

【適宜用量】每次50克
【適合症型】脾胃不和，大腸失運

🍽 營養成分

膳食纖維

⑪ 便秘為什麼吃豌豆

豌豆中富含粗纖維，能促進大腸蠕動，保持大便通暢，起到清潔大腸的作用。豌豆和豆苗中含有較為豐富的膳食纖維，可防止便秘，有清腸作用。

⑪ 小豌豆有大功效

具有益中氣、止瀉痢、調營衛、利小便、消癰腫、解乳石毒之功效。

⑪ 食用豌豆應注意

1.手握一把時嘁嘁作響表示新鮮程度高，豌豆上市早期要買飽滿的，後期要買偏嫩的。莢果扁圓形表示最佳成熟度，莢果正圓形表示已經過老，筋（背線）凹陷也表示過老。沒吃的生豌豆不要洗，直接放冰箱冷藏；如果是剝出來的豌豆就適於冷凍。最好在一個月內吃完。

2.烹飪豌豆時不宜使用硬水（含有鈣、鎂離子濃度超標的水），否則豌豆會咬不開、嚼不爛。豌豆粒多食會腹脹，尿路結石、皮膚病和慢性胰腺炎患者不宜食用。

---

⑪ 巧用豌豆來養生

1.防治便秘：鮮豌豆200克洗淨，煮爛，搗成泥，與炒熟的核桃仁200克，加水200毫升，煮沸，每次吃50毫升，溫服，1日2次。

2.防治高血壓、冠心病：將豌豆苗，洗淨搗爛，榨取汁液，每次飲50毫升，1日兩次。

3.防治消渴口乾：嫩豌豆250克，洗淨，放進鍋中，加水適量，大火煮沸，小火煮熟，食豆並飲湯。

4.防治脾胃不和：豌豆120克、陳皮10克、芫荽60克，洗淨，放進鍋中，加適量水，大火煮沸，小火煮15分鐘，飲湯即可。

食譜推薦 豌豆炒玉米

原料 玉米粒200克，豌豆100克，紅椒、薑片、蔥白各適量

調料 鹽、味精、白糖、水澱粉各適量

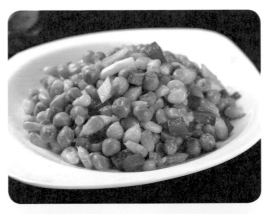

製作

1. 鍋中注水，加少許油燒開，加適量鹽煮沸，倒入玉米粒和豌豆，焯水後撈出。

2. 油鍋燒熱，倒入紅椒片、薑片和蔥白煸香，倒入玉米粒和豌豆，加鹽、味精、白糖炒勻，加少許水澱粉勾芡，炒勻即成。

專家點評

富含粗纖維及維生素，能防治便秘，還能增強免疫力，防癌抗癌。

食譜推薦 冬筍燴豌豆

原料 冬筍100克，鮮香菇40克，豌豆50克，番茄70克，薑片、蒜末、蔥各少許

調料 鹽、味精、雞粉、水澱粉各適量

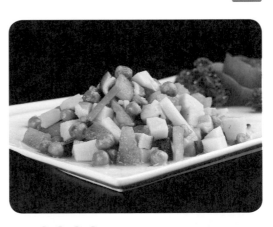

製作

1. 洗淨食材，去皮番茄切細丁，鮮香菇切丁，冬筍切丁。水燒開，倒入豌豆、香菇、冬筍煮2分鐘至熟，撈出瀝乾。

2. 起油鍋，倒蒜末、薑片、蔥白爆香，倒入豌豆、香菇、冬筍炒香，加鹽、味精、雞粉和水澱粉翻炒入味，倒入番茄炒勻，淋上熟油後盛出即可。

專家點評

營養均衡，不僅能防治便秘，還能預防高血壓、冠心病及動脈硬化。

玉米

刺激腸蠕動，防止便秘

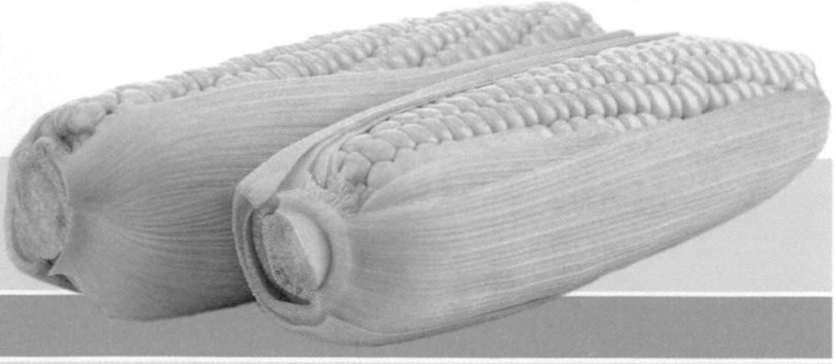

【適宜用量】每餐100克
【適合症型】脾胃不和，大腸失運

營養成分

蛋白質、胡蘿蔔素

⑪ 便秘為什麼吃玉米

玉米含有豐富的纖維素，不但可刺激腸蠕動，防止便秘，還可促進膽固醇代謝，加速腸內毒素排出。

⑪ 小玉米有大功效

玉米含蛋白質、脂肪、糖類、胡蘿蔔素、B族維生素、維生素E及豐富的鈣、鐵、銅、鋅等多種礦物質，具有開胃、利膽、通便、利尿、軟化血管、延緩細胞朽邁、防癌抗癌的功效。

⑪ 食用玉米應注意

1.玉米以整齊、飽滿、無隙縫、色澤金黃、表面光亮者為佳。

2.玉米中含有一種特殊的抗癌物質——谷胱甘肽，它可進入人體內與多種致癌物質結合，使其失去致癌性。黴壞變質的玉米有致癌作用，不宜食用。

⑪ 巧用玉米來養生

1.防治便秘：玉米渣100克，涼水浸泡3小時，再放進鍋中，加適量水，慢火燉爛，加上適量的白薯塊，共同煮湯食用。

2.防癌治癌：玉米洗淨，切成塊；排骨洗淨，放進鍋中，加適量水和玉米，大火煮沸，小火煮成湯，加鹽調味即可。

3.抗衰老：適量玉米粒洗淨，放炒鍋中煸炒，五成熟時加上松子仁，炒熟即可。

4.防治皮膚乾燥：適量玉米粒洗淨，放進鍋中，加適量水，煮熟後，瀝乾水，淋上用鹽和雞粉調成的芡汁即可。

紫薯炒玉米

原料 紫薯70克，鮮玉米粒80克，薑片、蒜末、蔥白各少許

調料 鹽、白糖各3克，水澱粉、食用油各適量

製作

1. 將去皮洗淨的紫薯切成粒。
2. 起油鍋，放入薑片、蒜末、蔥白爆香，倒入紫薯、鮮玉米粒，炒勻。
3. 加鹽、白糖，淋入適量清水，翻炒均勻，加入適量水澱粉勾芡炒勻即成。

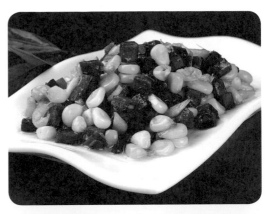

專家點評

含大量鎂和粗纖維成分，可加強腸壁蠕動，加快排便。

 苦菊玉米餅

原料 玉米粉100克，肉末90克，苦菊80克，雞蛋50克，香菇30克，蔥花少許

調料 鹽3克，雞粉2克，料酒、生抽各3毫升，食用油適量

製作

1. 洗淨食材，苦菊切細末，香菇切丁；雞蛋打散、調勻。
2. 起油鍋，倒入肉末炒至鬆散，放香菇、苦菊快速炒勻，至食材八成熟時淋入料酒、生抽，炒香炒透，製成餡料。
3. 取一大碗，放入炒熟的餡料，加入蛋液，撒上玉米粉拌勻，撒上蔥花，加鹽、雞粉，製成麵糊。
4. 油鍋燒熱，倒入麵糊攤開呈圓餅形狀，煎至兩面熟透、金黃，切小塊裝盤即成。

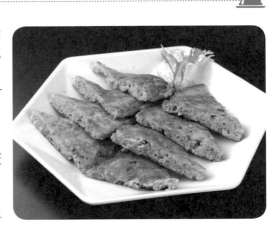

專家點評

可預防便秘，且香菇中的香菇素對預防血管硬化很有幫助，適合高血壓病患者。

金針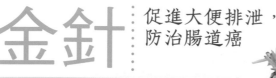

促進大便排泄，
防治腸道癌

【適宜用量】每餐15克

【適合症型】肝氣鬱結，大腸氣滯

營養成分

蛋白質、維生素

🍴 便秘為什麼吃金針

其豐富的粗纖維能促進大便排泄，因此可作為防治便秘、腸道癌的食品。

🍴 小金針有大功效

具有清熱、利濕、利尿、健胃消食、明目、安神、止血、通乳、消腫等功能。防治肝炎、黃疸、風濕性關節炎、牙周炎、通乳、痢疾、痔瘡、習慣性便秘、小便不通等病症。

🍴 食用金針應注意

1.選購時以菜條豐潤，色澤呈黃白色或金黃色，油分大，彈性強，香氣純正、濃郁者為佳。

2.鮮金針含有秋水仙鹼，食用後會引起咽喉發乾、嘔吐、噁心等現象，但一經蒸煮洗曬後再食用，就無副作用，所以最好在蒸煮曬乾後存放，而後食用。另外，市面上所賣的乾金針色澤金黃，多用硫黃薰蒸過，建議食用前用清水浸泡2~3個小時，再清洗4~5次食用為佳。

🍴 巧用金針來養生

1.防治便秘、痔瘡疼痛：30克金針洗淨，放進鍋中，加上30克紅糖和適量水，中火煎煮10分鐘即可。

2.防治痢疾：金針和馬齒莧洗淨，放進鍋中，加適量水和紅糖，大火煮沸，小火煮10分鐘即可。

3.防治乳腺炎、乳汁不下：乾品金針15克洗淨，放進鍋中，加上洗淨的瘦肉和適量水，大火煮沸，小火煮2小時，加鹽即可。

4.防治風濕關節痛：金針洗淨，放進鍋中，加適量水和黃酒，煎服即可。

食譜推薦 竹蓀金針燉瘦肉

原料 豬瘦肉130克，水發金針120克，水發竹蓀90克，薑片、花椒各少許

調料 鹽、雞粉各2克，料酒4毫升

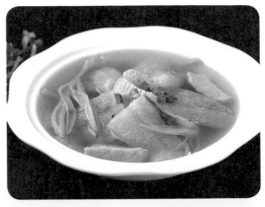

製作

1. 洗淨食材，竹蓀切段，金針切去根部，瘦肉切小塊，備用。
2. 砂鍋注水燒開，放入花椒、薑片，倒入瘦肉塊、金針、竹蓀，淋少許料酒拌勻，大火煮沸後用小火燉煮約20分鐘，至食材熟透。
3. 加鹽、雞粉，拌勻，再轉大火略煮片刻，至湯汁入味即成。

專家點評

能促進腸道蠕動，預防便秘，還能止血消炎、利尿安神、解鬱化結、健胃。

食譜推薦 涼拌牛蒡金針

原料 黃瓜120克，牛蒡100克，水發金針90克，胡蘿蔔75克，蒜末少許

調料 鹽3克，雞粉少許，生抽、陳醋、芝麻油、食用油各適量

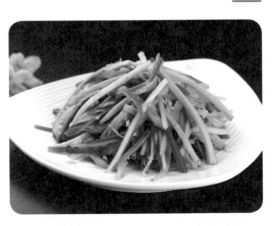

製作

1. 洗淨食材，去皮牛蒡、胡蘿蔔切絲，黃瓜切絲，金針去蒂。
2. 鍋中注水燒開，加鹽、食用油，倒入牛蒡絲、胡蘿蔔絲、金針，煮至食材熟軟後撈出，瀝乾。
3. 把焯煮好的食材裝入碗中，撒上蒜末，加入少許鹽、雞粉，淋入適量生抽、陳醋、芝麻油拌勻即成。

專家點評

有除濕利尿、降脂、促進消化等功效，其中的食物纖維能預防便秘。

蘆筍

促進腸蠕動，
助消化

【適宜用量】每餐50克
【適合症型】脾胃積熱，大腸燥結

🍽 營養成分

蛋白質、微量元素

🍴 便秘為什麼吃蘆筍

蘆筍中含膳食纖維，能促進腸道蠕動，有助消化，從而能很好地預防便秘發生。

🍴 小蘆筍有大功效

蘆筍具有調節代謝、提高免疫力的功效，在對高血壓、心臟病、白血病、血癌、水腫、膀胱炎等的預防和防治中，具有很強的抑制作用和藥理效應。蘆筍蛋白質組成具有人體所必需的各種氨基酸，常食用對心臟病、高血壓、心率過速、疲勞症、水腫、膀胱炎、排尿困難等病症有一定療效。

🍴 食用蘆筍應注意

1.選購蘆筍以全株形狀正直、筍尖花苞（鱗片）緊密、不開芒，未長腋芽，沒有腐臭味，表皮鮮亮不萎縮，細嫩粗大者為佳。由於蘆筍不耐低溫，所以冷藏庫的溫度不能低於0℃，一般以0~2℃為宜。

2.蘆筍味淡，有輕微回甘的苦味，如果苦味過重或有其他異味，說明蘆筍受到過多農藥、污水等污染的侵害，要避免食用。痛風患者不宜多食。

🍴 巧用蘆筍來養生

1.防治便秘：將80克蘆筍洗淨去掉老根，切成寸段，蝦米用溫水泡軟，適量蘑菇切片；鍋內注水燒開，調好味後，放入蘆筍、蝦米和蘑菇，再沸即可。

2.防治氣血不足：將蘆筍洗淨，去老根切段，肉切片；鍋內放油燒熱，下蔥、薑、辣椒燜炒後，放肉片炒白，然後下蘆筍、調料一同炒香後即可。

3.防治水腫：蘆筍洗淨，去掉老根，用開水焯熟；薑切末，與鹽、雞粉、芝麻油一同拌勻，澆在擺好的蘆筍上即可。

食譜推薦 蠔油蘆筍牛肉粒

原料 牛肉120克，蘆筍100克，彩椒40克，薑片、蒜末、蔥段各少許

調料 鹽3克，雞粉、白糖各2克，胡椒粉少許，蠔油7克，生抽4毫升，料酒7毫升，水澱粉、芝麻油、食用油各適量

製作

1. 洗淨食材，蘆筍切段，彩椒切小塊；牛肉切成粒，醃漬10分鐘。
2. 鍋中注水燒開，倒入食用油，加鹽，倒入彩椒、蘆筍煮至斷生後撈出，瀝乾；再把牛肉粒倒入沸水鍋中，汆至變色撈出，瀝乾。
3. 起油鍋，薑、蒜、蔥爆香，倒入牛肉粒略炒，淋料酒炒香，加彩椒和蘆筍，放蠔油、鹽、雞粉、生抽炒勻，淋適量水澱粉即成。

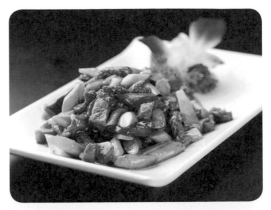

專家點評

可促進排便，還有降血壓的作用，尤其適合中老年便秘患者。

食譜推薦 蘆筍蝦仁粥

原料 水發大米100克，蘆筍85克，蝦仁70克，薑絲、蔥花各少許

調料 鹽3克，雞粉2克，胡椒粉、水澱粉、芝麻油各適量

製作

1. 洗淨的蘆筍切段；洗好的蝦仁切開，去除蝦線，醃漬約10分鐘。
2. 砂鍋中注水燒開，倒入洗淨的大米，大火煮沸後用小火煮約30分鐘，至米粒變軟，撒上薑絲，倒入蝦仁略煮，放入切好的蘆筍，攪拌勻，用大火煮一會兒，至食材熟透。
3. 加入少許鹽、雞粉、胡椒粉、芝麻油拌勻，撒上蔥花即成。

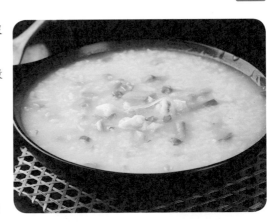

專家點評

能防治便秘，因含有較多的鎂元素，對改善心臟功能也很有益處。

竹筍：促進腸蠕動，去積食、防便秘

【適宜用量】每餐50克
【適合症型】脾胃積熱，大腸燥結

🍽 **營養成分**

蛋白質、脂肪、膳食纖維

🍴 便秘為什麼吃竹筍

竹筍含有在蛋白質代謝過程中佔有重要地位的谷氨酸和有維持蛋白質構型作用的胱氨酸，還含大量纖維素，能促進腸道蠕動，去積食、防便秘。

🍴 小竹筍有大功效

竹筍具有清熱化痰、益氣和胃、治消渴、利水道、利膈爽胃、幫助消化等功效。

🍴 食用竹筍應注意

1.竹筍與竹筍節之間距離越近的竹筍越嫩，外殼色澤鮮黃或淡黃略帶粉紅，筍殼完整且飽滿光潔者為佳，宜在低溫條件下保存，但不能保存過久，否則質地會變老，影響口感。建議最長保存一周左右。

2.竹筍一年四季皆有，但唯有春筍、冬筍味道最佳。烹調時無論是涼拌、煎炒還是熬湯，均鮮嫩清香。食用前應先用開水焯過，以去除筍中的草酸。

3.竹筍有澀味，將其連皮放在淘米水中，加一個去籽的紅辣椒，用溫火煮好後熄火，自然冷卻後再沖洗可去澀味。

🍴 巧用竹筍來養生

1.防治便秘：將竹筍洗淨，黃瓜洗淨，去子，一起放進沸水中焯熟，然後加鹽和香油、蔥末放進鍋中炒熟，淋在材料上即可。

2.防治脾胃虛弱：鴨子洗淨，除雜，斬塊，放進鍋中，加上適量水和竹筍，大火煮沸，小火煮至成湯，加鹽即可。

3.防治大便不利：竹筍洗淨，切片，焯水，放進油鍋中和香菇、肉片一起炒熟，加鹽即可。

食譜推薦 冬筍雞丁

原料 冬筍100克，雞胸肉20克，胡蘿蔔100克，青椒15克，薑片、蒜末、蔥白各少許

調料 鹽、味精、糖、水澱粉各適量

製作

1. 洗淨食材，冬筍、胡蘿蔔切丁，青椒切片，雞肉切丁醃漬10分鐘。
2. 鍋中倒入清水，加鹽燒開，倒入冬筍、胡蘿蔔煮2分鐘，撈出裝盤。
3. 油鍋燒熱，倒入雞肉，滑油約1分鐘，撈出放入盤中。
4. 鍋底留油，放薑片、蒜末、蔥白爆香，再加冬筍、胡蘿蔔和青椒炒勻，放雞丁，加料酒、鹽、味精、糖，炒入味，再加水澱粉勾芡即成。

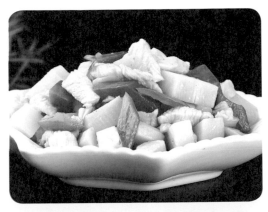

專家點評

能防治便秘，還能緩解疲勞，保護皮膚，改善貧血，強化血管。

食譜推薦 冬筍煲鴨

原料 鴨肉400克，冬筍300克，薑片少許

調料 鹽5克，雞粉2克，胡椒粉少許，料酒適量

製作

1. 去皮洗淨的冬筍切小塊，洗淨的鴨肉斬成小件。
2. 鍋中倒水煮沸，放入冬筍塊，煮約1分鐘，撈出瀝乾水，待用。鍋中再倒入鴨肉塊，煮約2分鐘，汆去血漬，撈出，瀝乾水，待用。
3. 砂煲注水燒開，倒入鴨肉、冬筍、薑片，淋少許料酒，煮沸後轉小火，續煮約1小時至食材熟軟，加鹽、雞粉、胡椒粉拌勻即成。

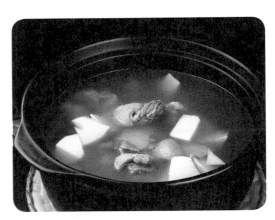

專家點評

富有營養價值，並具備防治便秘的食療功能，質嫩味鮮，清脆爽口。

番茄

助消化、潤腸通便

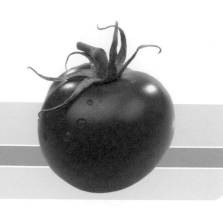

【適宜用量】每天吃2~3個
【適合症型】脾胃積熱，大腸燥結

營養成分

維生素C、胡蘿蔔素

⑪ 便秘為什麼吃番茄

番茄含果酸及纖維素，有助消化、潤腸通便作用，可防治便秘。

⑪ 小番茄有大功效

番茄含有豐富的抗氧化劑，可阻止自由基對皮膚的破壞，具有明顯美容抗皺的效果。吃生番茄能補充維生素C，吃煮熟的番茄能補充抗氧化劑。番茄具有止血、降壓、利尿、健胃消食、生津止渴、清熱解毒、涼血平肝的功效，番茄還可補血養血和增進食欲。

⑪ 食用番茄應注意

1.以個大、飽滿、色紅成熟、緊實者為佳，常溫下置通風處能保存3天左右，放入冰箱冷藏可保存5~7天。

2.開水澆在番茄上，或者放入開水裡焯一下，皮就能很容易地被剝掉了。

3.不要買帶尖、底很高或有稜角的，也不要挑選拿著感覺分量很輕的，這些都是用催紅素催熟的番茄。

⑪ 巧用番茄來養生

1.防治便秘：番茄洗淨，去皮，切成塊，適量豆腐洗淨，切塊；鍋中加油，燒熱，加上豆腐慢煎，煎至雙面金黃色取出，鍋中加上番茄和蔥、薑，翻炒，再加上豆腐，加水，煮10分鐘即可。

2.防治食欲不振：將300克番茄洗淨，去皮切塊，100克雞蛋打散；將番茄放進炒鍋中翻炒，然後加上雞蛋，不斷翻炒至番茄熟爛，加點糖和醋即可。

3.防治視力減退：番茄200克洗淨，去皮切塊；適量的豬肝洗淨，切薄片，用醬油拌勻。炒鍋下油，燒熱，放番茄爆炒3分鐘，加鹽和開水，滾開後加上豬肝稍煮一會兒即可。

食譜推薦 番茄牛腩

原料 番茄200克，熟牛腩250克，薑絲、蒜末、蔥白、蔥花少許

調料 食用油30毫升，鹽3克，料酒、番茄醬、生抽、白糖、水澱粉、芝麻油各適量

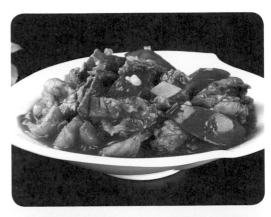

製作

1. 番茄洗淨，切成塊；熟牛腩切塊。
2. 油鍋燒熱，倒入薑片、蒜末、蔥白爆香，倒入牛腩炒勻，淋入料酒和生抽炒香，加入番茄炒勻，倒入番茄醬、鹽、白糖，炒至入味。
3. 注入少許清水煮片刻入味，用水澱粉勾芡，淋上少許熟油、芝麻油炒勻，撒上蔥花即成。

專家點評

含有機酸，能促進胃酸分泌，助消化，促進胃腸蠕動，加速排便。

食譜推薦 西瓜番茄汁

原料 番茄120克，西瓜300克

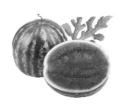

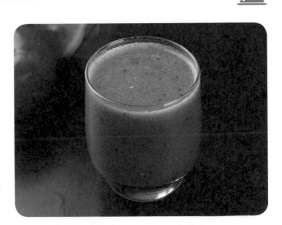

製作

1. 洗好的番茄去蒂，對半切開，西瓜切小塊。
2. 取榨汁機，倒入番茄、西瓜，加少許礦泉水，榨成汁即可。

專家點評

可利二便，還具有很強的抗氧化作用，可清除自由基，降壓降脂，美容養顏。

彩椒 增進食欲，幫助消化

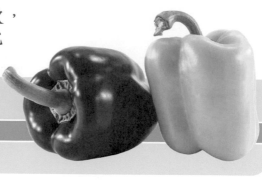

【適宜用量】每餐最多60克

【適合症型】肝經受寒，大腸失司

營養成分

維生素C

ⓣ 便秘為什麼吃彩椒

彩椒特有的味道和所含的辣椒素有刺激唾液和胃液分泌的作用，能增進食欲，幫助消化，促進腸蠕動，防止便秘。

ⓣ 小彩椒有大功效

彩椒具有溫中下氣、散寒除濕的功效。彩椒能增強體力，緩解因工作、生活壓力造成的疲勞；還可防治壞血病，對牙齦出血、貧血、血管脆弱有輔助治療作用。

ⓣ 食用彩椒應注意

1.牙齦出血、眼睛視網膜出血、免疫力低下及糖尿病患者宜食彩椒；潰瘍、食道炎、咳嗽、咽喉腫痛者應注意少食。

2.烹製彩椒前應將蒂去掉，仔細刮子並去除白色葉脈，在去核之前用水焯一下可縮短烹製時間。

ⓣ 巧用彩椒來養生

1.防治便秘：200克番茄和100克彩椒洗淨，切塊；2個雞蛋打散炒熟；蒜適量；底鍋熱油，蒜爆香，倒入番茄炒至黏軟，再放進彩椒和雞蛋炒勻，加鹽即可。

2.防治傷風感冒：150克彩椒洗淨，去子，放進鍋中焗至外皮起鼓泡，盛出；鍋內留底油燒熱，倒入焗好的彩椒，加入豆豉、鹽、白糖、薑末稍炒，淋上醋即可。

3.防治食欲不振：茄子1個洗淨切絲，用水浸泡；彩椒3個洗淨，切絲；先後將茄子和彩椒放進油鍋裡焗炒，然後再混合起來一起炒，加鹽和味精炒熟即可。

4.防治脾胃虛寒：彩椒5個洗淨，去子切絲，馬鈴薯去皮洗淨，切絲；將馬鈴薯和彩椒一起放進鍋中炒熟，加鹽即可。

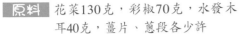 彩椒木耳燒花菜

原料 花菜130克，彩椒70克，水發木耳40克，薑片、蔥段各少許

調料 鹽、雞粉各3克，蠔油5克，料酒4毫升，水澱粉、食用油各適量

製作

1. 食材洗淨，木耳切小塊，花菜切小朵，彩椒切小塊。
2. 鍋中注水燒開，加鹽、雞粉，倒入木耳、花菜，彩椒，煮至食材斷生後撈出，瀝乾待用。
3. 起油鍋，放入薑片、蔥段爆香，倒入焯過水的食材，淋入料酒，加入雞粉、鹽、蠔油、水澱粉，炒至食材熟透即成。

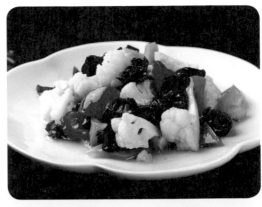

專家點評

可預防便秘，其含有的類黃酮還能阻止膽固醇氧化，防止血小板凝結。

彩椒牛肉絲

原料 牛肉200克，彩椒90克，青椒40克，薑片、蒜末、蔥段各少許

調料 鹽4克，雞粉、白糖、小蘇打粉各3克，料酒、生抽各8毫升，水澱粉8克，食用油適量

製作

1. 洗淨食材，彩椒切條、青椒切絲，牛肉切條，醃漬10分鐘。
2. 鍋中倒水燒開，放油、鹽，倒青椒、彩椒煮至食材斷生撈出。
3. 炒鍋中倒油燒熱，放薑片、蒜末、蔥段爆香，倒入牛肉，淋入料酒，放彩椒、青椒炒勻，加生抽、鹽、雞粉、白糖調味，倒入少許水澱粉拌勻即成。

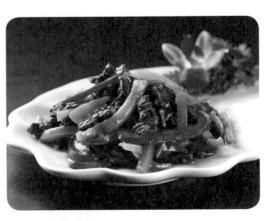

專家點評

能促進胃液和唾液分泌，助消化，防止便秘，強身健體。

百合 滋陰生津、潤腸通便

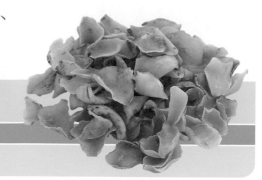

【適宜用量】每次服10～30克
【適合症型】肺陰不足，大腸津枯

營養成分

黏液質、維生素

🍽 便秘為什麼吃百合

百合鮮品富含黏液質及維生素，可滋陰生津、潤腸通便，有助改善便秘症狀。

🍽 小百合有大功效

中醫認為百合具有潤肺止咳、清心安神的作用，尤其是鮮百合更甘甜味美。百合特別適合養肺、養胃的人食用，如慢性咳嗽、肺結核、口舌生瘡、口乾、口臭的患者，一些心悸患者也可適量食用。百合對皮膚細胞新陳代謝有益，常食百合還有美容作用。百合不僅具有良好的營養滋補功效，對於病後虛症、結核病、神經官能症等患者大有裨益，對各種癌症都有較好的療效。

🍽 食用百合應注意

1.由於百合偏涼性（但並不寒），風寒咳嗽、虛寒出血、脾胃不佳者忌食。

2.用百合作羹或煮粥，加入銀耳有滋陰潤肺之功；加入蓮子則有養陰清心之效。

🍽 巧用百合來養生

1.清熱消炎、生津解渴：百合50克，洗淨；銀花10克，焙乾研為末備用。100克粳米淘淨，煮至粥濃稠時放百合煮10分鐘，起鍋前放銀花末及適量白糖即可食用。

2.清熱解毒、利水消腫：綠豆100克、粳米或糯米適量，加水適量煮熟，再加入50克洗淨的鮮百合略煮片刻，食用前加入白砂糖或冰糖調味即可。

3.潤燥清火，清心養肺：百合、冰糖各60克，款冬花15克。將百合洗淨後，一瓣瓣撕開，與款冬花一同放入砂鍋內，加水適量，用文火燉，快熟時加入冰糖，燉至百合熟爛時即可。

食譜推薦 百合葡萄糖水

原料 葡萄100克，鮮百合80克

調料 冰糖20克

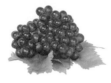

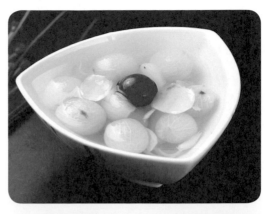

製作

1. 食材洗淨，葡萄去皮。
2. 砂鍋中注水燒開，倒入百合、葡萄，大火煮沸後轉小火煮約10分鐘，倒入冰糖，攪拌至糖分完全溶化即成。

專家點評

利膽，促進膽汁排泄，助消化，能加快腸道蠕動，促進排便。

食譜推薦 紫薯百合銀耳湯

原料 紫薯50克，水發銀耳95克，鮮百合30克

調料 冰糖40克

 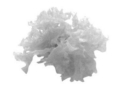

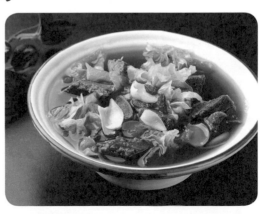

製作

1. 銀耳洗淨切小塊，紫薯去皮洗淨切丁，備用。
2. 砂鍋中注水燒開，倒入切好的紫薯、銀耳，燒開後用小火煮20分鐘，至食材熟軟，加入洗好的百合，倒入冰糖，攪拌至冰糖溶化即成。

專家點評

促進腸胃蠕動，加快大便排出，還能將體內多餘的脂肪和膽固醇排出。

茭白

祛熱生津、
利尿通便

【適宜用量】每餐50克
【適合症型】肝火熾熱，大腸受灼

🍽 營養成分

維生素、胡蘿蔔素、礦物質

🔔 便秘為什麼吃茭白

茭白甘寒，性滑而利，有祛熱生津、利尿通便的功效，適宜二便不利者食用。

🔔 小茭白有大功效

茭白既能利尿祛水，輔助治療四肢浮腫、小便不利等症，又能清暑解煩而止渴，還能解除酒毒，治酒醉不醒。其中的豆甾醇能清除體內活性氧，抑制酪氨酸酶活性，從而阻止黑色素生成，還能軟化皮膚表面的角質層，使皮膚潤滑細膩。茭白含較多的碳水化合物、蛋白質、脂肪等，能補充人體的營養物質，具強身作用。

🔔 食用茭白應注意

1.挑選不嫩不老、肉質潔白、堅實粗壯，去鞘帶2～3片包葉的茭白，直接放在清水缸中浸泡，注意要使茭白全部浸沒水中，經常換水，保持水質清潔，該法可保持茭白新鮮無損耗，外觀肉質均佳。

2.患有泌尿系統結石之人不宜經常食用茭白；平時脾胃虛寒、腹瀉便溏之人忌食；茭白忌同蜂蜜一起食用。

🔔 巧用茭白來養生

利尿通便、健脾開胃：茭白250克，泡椒30克，大蔥、鹽、味精、胡椒粉、澱粉、植物油適量。茭白去皮，切絲；泡紅辣椒切段；大蔥切段。把味精、胡椒粉、上湯20毫升、生粉調成芡汁；炒鍋下油燒至五成熱，放入茭白絲炒一下，再加鹽炒熟，而後放入泡紅辣椒、蔥炒勻，再烹入芡汁，收汁亮油，拌勻起鍋即成。

食譜推薦 萵筍炒茭白

原料 萵筍200克，茭白100克，蟹味菇100克，彩椒50克

調料 鹽3克，雞粉2克，蠔油5克，料酒、水澱粉、食用油各適量

製作

1. 食材洗淨，蟹味菇去除根部，茭白切片，彩椒切小塊，萵筍去皮切成片。
2. 鍋中注水燒開，加鹽，倒入茭白、彩椒、萵筍、蟹味菇，煮至全部食材斷生後撈出，瀝乾。
3. 起油鍋，倒入焯過水的食材，快速炒勻，淋料酒，加鹽、雞粉、蠔油，倒入水澱粉炒勻即成。

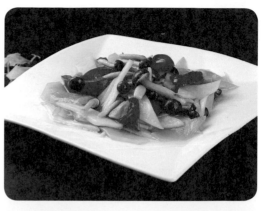

 專家點評

可促進排便，且含鉀量較高，有利於促進排尿，對高血壓病患者極為有益。

食譜推薦 茭白雞丁

原料 雞胸肉250克，茭白100克，黃瓜100克，胡蘿蔔90克，彩椒50克，蒜末、薑片、蔥段各少許

調料 鹽、雞粉各3克，水澱粉9毫升，料酒8毫升，食用油適量

製作

1. 洗淨食材，胡蘿蔔、黃瓜、茭白切丁，彩椒切小塊，雞胸肉切丁，醃漬10分鐘。
2. 鍋中加水燒開，放鹽、雞粉，倒入胡蘿蔔、茭白煮至斷生，撈出瀝乾；雞丁倒入鍋中，汆至變色撈出。
3. 起油鍋，放入薑片、蒜末、蔥段爆香，倒入雞肉，淋料酒，倒入黃瓜、胡蘿蔔、茭白，放鹽、雞粉炒勻，淋水澱粉即成。

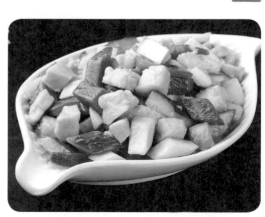

專家點評

可防治便秘，還有助防止血管硬化，降低膽固醇，降低血壓。

馬蹄

潤腸通便，
緩解熱結便秘

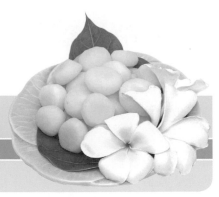

【適宜用量】每次10個左右
【適合症型】脾胃積熱，大腸燥結或肺熱熾盛

營養成分

磷

🍴 便秘為什麼吃馬蹄

馬蹄生食寒性較為明顯，主要具有潤腸通便的功效，適合大便熱結患者食用。

🍴 小馬蹄有大功效

馬蹄含磷量是根莖類蔬菜中最高的，能促進人體生長發育和維持生理功能的需要，對牙齒骨骼的發育有很大好處，同時可促進體內的碳水化合物、脂肪、蛋白質三大物質的代謝，調節酸鹼平衡，因此適合兒童食用。

馬蹄具有清熱解毒、涼血生津、利尿通便、化濕祛痰、消食除脹的功效，對黃疸、痢疾、小兒麻痺、便秘等疾病有食療作用。另外，其含有一種抗菌成分，對降低血壓有一定效果，這種物質還對癌症有預防作用。

🍴 食用馬蹄應注意

1.馬蹄的生產季節在冬春兩季，選購時應挑個體大的，外皮呈深紫色且芽短粗的，不宜置於塑膠袋內，應置於通風的竹籮筐最佳。

2.馬蹄屬生冷食物，對脾腎虛寒和有血瘀的人不太適合。馬蹄的表皮聚集大量有毒物質，所以馬蹄不能帶皮吃。

🍴 巧用馬蹄來養生

1.防治便秘：馬蹄洗淨，去皮，放進榨汁機中榨成汁，加適量蜂蜜，攪勻即可。

2.防治流感：馬蹄250克，甘蔗1根，切段，入鍋煎煮，熟而食之。

3.防治鼻出血：馬蹄250克，生藕150克，白蘿蔔100克，洗淨切片，煎水代茶飲。

4.防治痔瘡出血：馬蹄500克，洗淨打碎，地榆30克，加紅糖150克，水煎約1小時，每日分2次服。

食譜推薦 茄汁馬蹄燒蘑菇

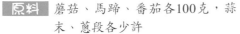

原料 蘑菇、馬蹄、番茄各100克，蒜末、蔥段各少許

調料 番茄汁10克，水澱粉5毫升，鹽、雞粉、食用油各適量

製作

1. 食材洗淨，蘑菇切片、馬蹄切片、番茄切小塊。
2. 鍋中倒水燒開，加適量食用油，放入蘑菇、馬蹄，煮1分鐘後撈出，瀝乾備用。
3. 起油鍋，放入蒜末、蔥段爆香，倒入番茄，翻炒片刻，放入焯過水的食材，加入適量鹽、雞粉、番茄汁，炒勻，倒入適量水澱粉即成。

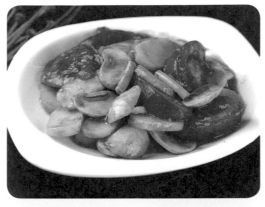

專家點評

能防治便秘，還能增強免疫力，預防骨質疏鬆。

食譜推薦 香菇馬蹄鴨腿粥

原料 馬蹄肉100克，鮮香菇35克，大米170克，鴨肉200克，薑片、蔥花各少許

調料 鹽、雞粉各4克，芝麻油2毫升，料酒3毫升，生抽4毫升，胡椒粉、食用油適量

製作

1. 洗淨的香菇、馬蹄肉切小塊，洗淨的鴨肉切小塊，醃漬約10分鐘。
2. 砂鍋中注水燒開，倒入洗淨的大米，放入鴨肉，撒上薑片，煮沸後用小火煮約30分鐘至米粒變軟；倒入馬蹄塊、香菇，用小火續煮約15分鐘至全部食材熟透。
3. 加鹽、雞粉，淋芝麻油，撒上少許胡椒粉，拌勻即成。

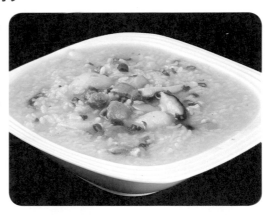

專家點評

有安中益氣、開胃消食、清熱止渴等功效，對便秘有很好的防治作用。

黃瓜

促進腸內腐敗食物排泄

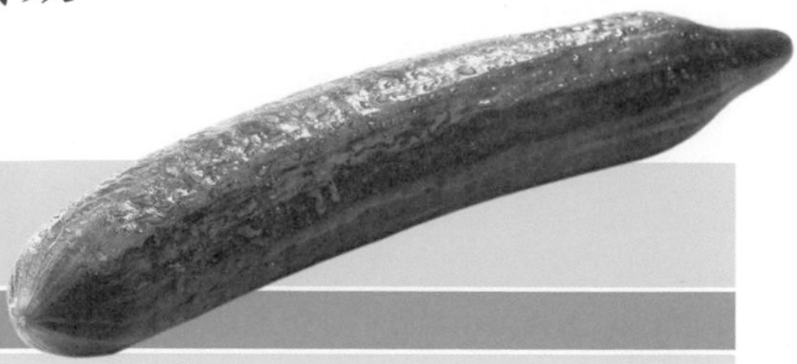

【適宜用量】每日一根

【適合症型】肺熱熾盛，大腸燥結

營養成分

維生素、胡蘿蔔素、膳食纖維

⑪ 便秘為什麼吃黃瓜

黃瓜中所含的纖維素能促進腸內腐敗食物排泄，有助潤腸通便，防止便秘。

⑪ 小黃瓜有大功效

黃瓜富含蛋白質、糖類、維生素B_2、維生素C、維生素E、胡蘿蔔素、尼克酸、鈣、磷、鐵等營養成分，同時黃瓜還含有丙醇二酸、葫蘆素及柔軟的細纖維等成分，是美容養顏首選。

⑪ 食用黃瓜應注意

1.選購黃瓜，色澤應亮麗，外表有刺狀凸起，且黃瓜頭上頂著新鮮黃花的為最好。保存黃瓜要先將它表面的水分擦乾，再放入密封保鮮袋中，封好袋口後冷藏即可。

2.黃瓜尾部含有較多的苦味素，苦味素有抗癌作用，所以烹製時不宜把黃瓜尾部全部丟掉。黃瓜性涼，不宜多食。

---

⑪ 巧用黃瓜來養生

1.防治便秘：黃瓜100克洗淨切成菱形片狀，紫菜15克洗淨；鍋內加入清湯，燒沸後投入黃瓜、精鹽、醬油，煮沸，下入紫菜，淋上香油，撒入味精，調勻即成。

2.防治皮膚粗糙：將適量黃瓜、檸檬洗淨切小塊，放進榨汁器中，加上南眉子，攪成汁後，加上蜂蜜調勻即可。

3.防治食欲不振：黃瓜200克洗淨拍成小塊，放進碗中，加上鹽、香油、醋，拌勻，浸20分鐘，即可食用。

4.防治脾胃不和：黃瓜洗淨，切段，放進碗中，加鹽拌勻。適量蝦仁洗淨，放進油鍋裡翻炒，加上糖和鹽，再加上黃瓜，翻炒幾下，炒熟即可。

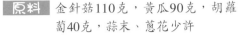

金針菇拌黃瓜

原料 金針菇110克，黃瓜90克，胡蘿蔔40克，蒜末、蔥花少許

調料 鹽、食用油、陳醋、生抽、雞粉、辣椒油、芝麻油各適量

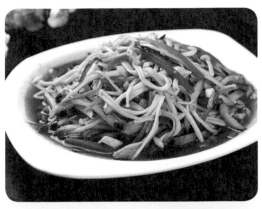

製作

1. 洗淨食材，黃瓜、胡蘿蔔切絲，金針菇切去根部。
2. 鍋中注水燒開，放食用油、鹽，倒入胡蘿蔔、金針菇，煮至食材熟透後撈出。
3. 黃瓜絲倒入碗中，放入適量鹽，拌勻，倒入金針菇、胡蘿蔔，放入少許蒜末、蔥花、雞粉、陳醋、生抽、辣椒油、芝麻油，拌勻即成。

專家點評

能促進機體代謝，加速毒素排出，促進通便，還能降低血糖和血壓。

翠綠黃瓜

原料 黃瓜200克，蝦仁80克，彩椒60克，腰果70克，薑片、蒜末、蔥段各少許

調料 鹽4克，雞粉2克，料酒4毫升，水澱粉、食用油各適量

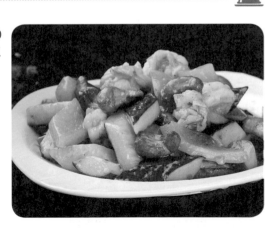

製作

1. 洗淨食材，黃瓜切段，彩椒切小塊。洗淨的蝦仁醃漬約5分鐘。
2. 鍋中注水燒開，加食用油，倒入黃瓜、彩椒，煮至斷生後撈出瀝乾。
3. 油鍋燒熱，倒腰果炸熟後撈出，瀝乾油。另起油鍋燒熱，放入蝦仁炒至變色，倒入薑片、蒜末、蔥段、料酒炒香，再倒入黃瓜、彩椒炒透，加鹽、雞粉、水澱粉，倒入炸好的腰果炒勻即成。

專家點評

能促進胃液和唾液分泌，加速腸道蠕動，促進通便，防治便秘。

絲瓜

預防便秘，
加速排毒

【適宜用量】每日60克左右為宜
【適合症型】肺熱熾盛，大腸燥結

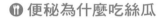 營養成分

皂疳、維生素

🍽 便秘為什麼吃絲瓜

絲瓜中所含的皂苷和黏液有利於大便通暢，能預防便秘，加快機體的排毒過程，幫助提升新陳代謝。

🍽 小絲瓜有大功效

絲瓜有清暑涼血、解毒通便、祛風化痰、潤肌美容、通經絡、行血脈、下乳汁、調理月經不順等功效，還能用於治療熱病身熱煩渴、痰喘咳嗽、腸風痔漏、崩漏帶下、血淋、痔瘡癰腫、產婦乳汁不下等病症。月經不調者，身體疲乏、痰喘咳嗽、產後乳汁不通的婦女可多食絲瓜。

🍽 食用絲瓜應注意

應選擇頭尾粗細均勻的。挑選有稜絲瓜時，要注意其褶皺間隔是否均勻，越均勻越甜，表皮應為嫩綠色或淡綠色，若皮色枯黃或瓜皮乾皺、瓜體腫大且局部有斑點和凹陷，則該瓜過熟不宜食用。絲瓜不宜久藏，可切去帶頭再用紙包起來冷藏。

🍽 巧用絲瓜來養生

1.滋陰養血、清熱潤燥：西瓜翠衣、絲瓜各100克，黃豆芽30克，天門冬、薏仁各10克，板藍根8克，鹽、嫩薑絲適量。西瓜翠衣切片，絲瓜去皮切絲，黃豆芽洗淨；將板藍根、天門冬放入砂鍋，水煎取汁，棄渣；將藥汁和薏仁放入鍋中加熱，加入西瓜皮、絲瓜和黃豆芽煮沸，調味即可。

2.利尿消炎、養肝降脂、養心：絲瓜1條，荔枝12枚，番茄1個。荔枝去殼去核備用；絲瓜去皮切塊，番茄洗淨切塊；平底鍋放少許植物油燒熱，放入絲瓜稍炒軟，然後加入番茄塊一同翻炒，加少許鹽炒勻；絲瓜和番茄都炒軟後，加入荔枝肉，稍翻炒幾下即可。

絲瓜百合炒紫甘藍

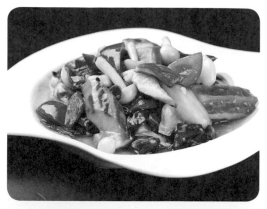

原料 絲瓜200克，紫甘藍90克，白玉菇70克，鮮百合50克，彩椒塊40克，蒜末、蔥段各少許

調料 鹽3克，雞粉2克，生抽6毫升，水澱粉、食用油各適量

製作

1. 洗淨食材，白玉菇切段、去皮的絲瓜切小塊、紫甘藍切小塊。
2. 鍋中注水燒開，加鹽，放紫甘藍、絲瓜、白玉菇煮至斷生後撈出。
3. 起油鍋，放蒜末、蔥段爆香，倒入百合、彩椒塊炒香，倒入紫甘藍、絲瓜和白玉菇，用大火翻炒一會兒至食材熟軟，加入鹽、雞粉、生抽、水澱粉，炒勻即成。

專家點評

可幫助腸胃蠕動，加速身體代謝，紫甘藍含吲哚類物質，能防癌抗癌。

彩椒炒絲瓜

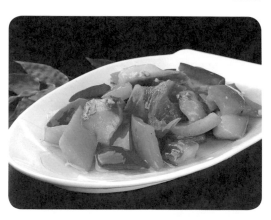

原料 彩椒120克，絲瓜150克，蒜末少許

調料 鹽、雞粉各少許，黑芝麻油3毫升，水澱粉10毫升，食用油適量

製作

1. 將洗好的彩椒切小塊，去皮洗淨的絲瓜切小塊。
2. 起油鍋，下入蒜末爆香，放入彩椒、絲瓜，快速翻炒勻，注入少許清水，翻炒至食材熟軟，加入鹽、雞粉、水澱粉，炒勻，淋入少許黑芝麻油即成。

專家點評

能促進腸道蠕動，加快大便排出，還能促進胃液和唾液分泌，助消化。

南瓜

保護胃黏膜、幫助食物消化

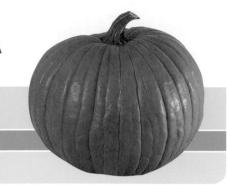

【適宜用量】每次100克

【適合症型】肝血不足，大腸失潤

🍽 營養成分

膳食纖維、胡蘿蔔素

🍴 便秘為什麼吃南瓜

南瓜分泌的膽汁可以促進腸胃蠕動，幫助食物消化，其中的果膠可保護胃腸道黏膜免受粗糙食品的刺激。

🍴 小南瓜有大功效

南瓜中豐富的類胡蘿蔔素在人體內可轉化成具有重要生理功能的維生素A，從而對上皮組織的生長分化、維持正常視覺、促進骨骼發育具有重要生理功能。並有補中益氣、消炎止痛、化痰排膿、解毒殺蟲、生肝氣、益肝血、保胎的功效。

🍴 食用南瓜應注意

1.應挑選外形完整、梗蒂連著瓜身的新鮮南瓜。南瓜切開後，可將南瓜子去掉，用保鮮袋裝好後放入冰箱冷藏保存。

2.多吃南瓜會助長濕熱，尤其皮膚患有瘡毒易風癢、黃疸和腳氣病的患者不宜多量食用。南瓜皮含有豐富的胡蘿蔔素和維生素，所以最好連皮一起食用，如果皮較硬，就用刀將硬的部分削去即可。

🍴 巧用南瓜來養生

1.防治便秘：南瓜切小塊，與洗淨的大米、花生一起放入豆漿機絞碎，再將漿液煮熟即可。

2.防治肺癰：南瓜200克，洗淨去皮，切塊，與200克洗淨切片的牛肉一起放進鍋中，煮熟，加鹽即可。

3.防治中暑、口乾舌燥：南瓜去皮切小塊，綠豆大火煮至半開花，再將南瓜塊放入，小火煮至綠豆全開花、南瓜糯軟，再加適量糖或蜂蜜或米酒，冷卻後放入冰箱，隨時取飲。

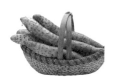 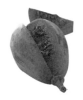

食譜推薦 山藥南瓜粥

原料 山藥85克，南瓜120克，水發大米120克，蔥花少許

調料 鹽、雞粉各2克

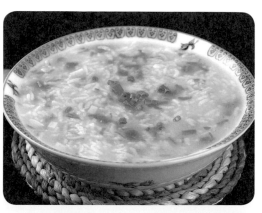

製作

1.山藥及南瓜洗淨去皮切丁。
2.砂鍋中注水燒開，倒入大米，小火煮30分鐘至大米熟軟，放入南瓜、山藥，小火煮15分鐘至食材熟爛，加入鹽、雞粉，攪勻，撒上蔥花即成。

專家點評

果膠成分能促進膽汁分泌，助消化，加快胃腸蠕動，促進排便。

食譜推薦 蜂蜜蒸老南瓜

原料 南瓜400克，鮮百合30克，紅棗20克，葡萄乾15克

調料 蜂蜜45克

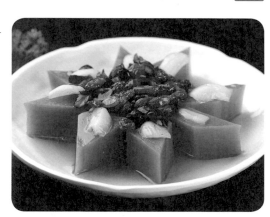

製作

1.紅棗洗淨去核，切小塊；南瓜洗淨去皮，切塊。
2.將南瓜塊、百合放在蒸盤上，撒上紅棗、葡萄乾，靜置一會兒，待用。
3.蒸鍋上火燒開，放入蒸盤，用大火蒸約10分鐘，至食材熟透，澆上蜂蜜即成。

專家點評

能幫助消化，促進胃腸蠕動，加快大便排出，但糖尿病患者忌食。

白蘿蔔 ：促進胃腸蠕動、消除便秘

【適宜用量】每次50～100克
【適合症型】肺陰不足，大腸津枯

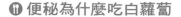
營養成分

芥子油、酶、粗纖維、木質素

🍴 便秘為什麼吃白蘿蔔

白蘿蔔中的植物纖維可促進腸胃蠕動，消除便秘，起到排毒的作用，從而改善皮膚粗糙、粉刺等情況。

🍴 小白蘿蔔有大功效

現代研究認為，白蘿蔔含芥子油、澱粉酶和粗纖維，具有促進消化、增強食欲、加快胃腸蠕動和止咳化痰的作用。白蘿蔔還含有木質素，能提高巨噬細胞活力，吞噬癌細胞。此外，其所含的多種酶，能分解致癌的亞硝酸胺，具防癌作用。

🍴 食用白蘿蔔應注意

1.白蘿蔔可生食，炒食，做藥膳，煮食，或煎湯、搗汁飲，或外敷患處。

2.白蘿蔔性偏寒涼而利腸，脾虛泄瀉者慎食或少食；胃潰瘍、十二指腸潰瘍、慢性胃炎、單純甲狀腺腫、先兆流產、子宮脫垂等患者忌吃。

🍴 巧用白蘿蔔來養生

1.清熱通便：白蘿蔔1個，蜂蜜100克。蘿蔔洗淨後挖空中心，放入蜂蜜，置大碗內，加清水蒸煮20分鐘，熟透即可食用。每天食用2次，早晚各1次，適量服用。

2.消食開胃、清熱祛痰：白蘿蔔1個，白胡椒5粒，生薑4片，陳皮1片。加清水500毫升，煎煮30分鐘後，去渣留液，再加入水250毫升煎煮15分鐘，搖勻後分2次飲用，早晚各1次。

3.清熱潤肺、化痰止咳：白蘿蔔100克，橄欖30克，糯米50克。橄欖洗淨去核，白蘿蔔洗淨切片，與糯米一同入水熬粥，粥成後待涼食用。

食譜推薦 白蘿蔔海帶湯

原料 白蘿蔔200克，海帶180克，薑片、蔥花各少許

調料 鹽、雞粉各2克，食用油適量

製作

1. 白蘿蔔洗淨去皮切絲，海帶洗淨切絲。
2. 起油鍋，放入薑片爆香，倒入白蘿蔔絲，注入適量清水，燒開後煮3分鐘至熟，倒入海帶，放入鹽、雞粉拌勻，撒上蔥花即成。

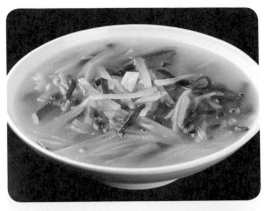

專家點評

白蘿蔔中芥子油和海帶中的纖維素，都有助於促進大便排出。

食譜推薦 淡菜蘿蔔豆腐湯

原料 豆腐200克，白蘿蔔180克，水發淡菜100克，香菜、枸杞、薑絲各少許

調料 鹽、雞粉各2克，料酒4毫升，食用油少許

製作

1. 食材洗淨，白蘿蔔去皮切小丁、豆腐切小方塊、香菜切小段。
2. 砂鍋注水燒開，放入淡菜，倒入蘿蔔塊，撒上薑絲、淋入少許料酒，煮沸後用小火煮約20分鐘，至蘿蔔塊熟軟，放枸杞、豆腐塊。
3. 加入鹽、雞粉，攪勻，再煮約5分鐘，至食材熟透，淋入少許食用油，撒上香菜即成。

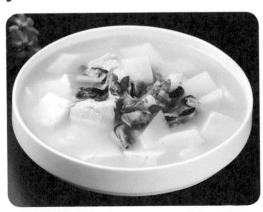

專家點評

蛋白質含量豐富且易被人體吸收，有助消化，還能潤腸通便。

胡蘿蔔

加強腸道蠕動，
利膈寬腸

【適宜用量】每天1根
【適合症型】肝火熾熱，大腸受灼

🍽 **營養成分**

胡蘿蔔素

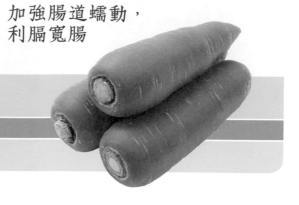

🍴 便秘為什麼吃胡蘿蔔

胡蘿蔔含有植物纖維，吸水性強，在腸道中體積容易膨脹，是腸道中的「充盈物質」，可加強腸道蠕動，從而利膈寬腸，通便防癌。

🍴 小胡蘿蔔有大功效

胡蘿蔔富含蛋白質、脂肪、碳水化合物、B族維生素、維生素C，有健脾和胃、補肝明目、清熱解毒、壯陽補腎、透疹、降氣止咳等功效。胡蘿蔔含有大量胡蘿蔔素，在人體肝臟及小腸黏膜內經過酶的作用，其中50%變成維生素A，有補肝明目的作用，可治療夜盲症。胡蘿蔔富含維生素，有輕微而持續發汗的作用，可刺激皮膚的新陳代謝，增進血液循環，增強免疫力。

🍴 食用胡蘿蔔應注意

1.胡蘿蔔不宜生吃。胡蘿蔔素是脂溶性維生素，必須在油脂中才能被消化吸收和轉化；若生吃只能有通便和降低膽固醇的作用，而不能吸收到更多的營養素。

2.烹製時最好不要放醋，否則會使維生素A原遭到破壞。

3.不要過量食用胡蘿蔔，大量攝入會令皮膚的色素產生變化，變成橙黃色。

4.每天吃1根胡蘿蔔有助於預防心臟疾病和腫瘤，但脾胃虛寒者忌食。可將胡蘿蔔加熱，放涼後用容器保存，冷藏可保鮮5天，冷凍可保鮮2個月左右。

🍴 巧用胡蘿蔔來養生

1.防治便秘：胡蘿蔔1根洗淨，去皮，切塊，放進榨汁機榨成汁，加上蜂蜜攪拌均勻即可。

2.防治小兒營養不良：胡蘿蔔洗淨去皮、切碎，粳米洗淨；與胡蘿蔔一起放進鍋中，加適量水，煮成粥即可。

食譜推薦 玉米胡蘿蔔湯

原料 胡蘿蔔200克，玉米棒150克，青江菜100克，薑片少許

調料 鹽、雞粉、食用油少許

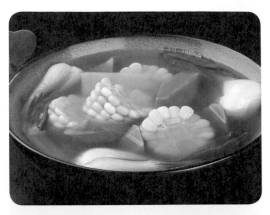

製作

1. 洗淨的青江菜切開，修整齊。洗淨的玉米棒切段。去皮洗淨的胡蘿蔔切滾刀塊。

2. 鍋中注水燒開，放食用油，倒入青江菜焯煮至熟後撈出，瀝乾。

3. 另起鍋注水煮沸，倒玉米、胡蘿蔔煮約半分鐘，撒薑片煮沸。

4. 將鍋中的材料倒入砂煲中，煮沸後用中小火續煮約20分鐘至食材熟透，加鹽、雞粉調味，青江菜圍邊即可。

專家點評

玉米、胡蘿蔔和青江菜都是富含食物纖維的食物，能有效防治便秘。

食譜推薦 芹菜胡蘿蔔汁

原料 芹菜70克，胡蘿蔔200克

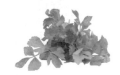

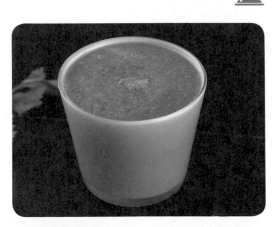

製作

1. 胡蘿蔔洗淨去皮切丁，芹菜洗淨切粒，備用。

2. 取榨汁機，倒入切好的芹菜、胡蘿蔔，加入適量礦泉水，榨汁即成。

專家點評

含豐富的粗纖維，能促進腸道蠕動，加快大便排出，從而防治便秘。

茄子

防治內痔出血，緩解便秘

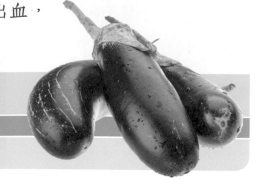

【適宜用量】每次60克

【適合症型】肝火熾熱，大腸受灼

🍽 營養成分

維生素、碳水化合物

🍴 便秘為什麼吃茄子

茄子有寬腸作用，每天服用蒸茄子，長期下來，可有效防治內痔出血，對便秘也有一定的緩解作用。

🍴 小茄子有大功效

茄子含豐富的維生素P，這種物質能增強人體細胞間的黏著力，增強毛細血管的彈性，降低毛細血管的脆性及滲透性，防止微血管破裂出血，使心血管保持正常功能。茄子有活血化瘀、清熱消腫、寬腸之效，適用腸風下血、熱毒瘡癤、皮膚潰瘍等症。

🍴 食用茄子應注意

1.茄子以均勻周正，老嫩適度，無裂口、腐爛、鏽皮、斑點為宜；皮薄、籽少、肉厚、細嫩的為佳。茄子的表皮覆蓋著一層蠟質，具有保護茄子的作用，一旦蠟質層被沖刷掉，就容易受微生物侵害而腐爛變質。

2.茄子切開後，由於氧化作用很快就會變成褐色，如果將切開的茄子立即放入水中浸泡，待做菜時撈起濾乾，就可避免茄子變色。

🍴 巧用茄子來養生

1.防治便秘、痔瘡出血：茄子200克洗淨，切小塊，油鍋燒至七成熱，倒入茄子塊煸炒至熟，再加鹽調味即可。

2.防治雀斑：茄子洗淨，切小片，擦於臉部有雀斑的位置，直到擦紅為止。

3.防治咳嗽：茄子60克，洗淨，切小塊，放進鍋中，加少量水，煮熟，待溫，加上適量蜂蜜即可食用。

食譜推薦 麻醬拌茄子

原料 茄子200克，紅椒10克，蒜末、蔥花各少許

調料 鹽3克，生抽3毫升，雞粉、芝麻醬、芝麻油、食用油各適量

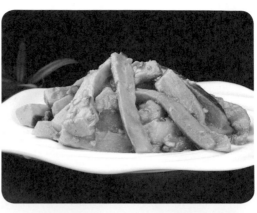

製作

1. 茄子洗淨去皮，切成條；紅椒洗淨，切成粒。
2. 鍋中倒水燒開，加入少許食用油、鹽，放入茄子，煮至熟後撈出。
3. 將茄子裝入碗中，放入紅椒粒、蒜末、蔥花、芝麻醬、生抽、鹽、雞粉、芝麻油拌勻即成。

專家點評

可防治便秘，其中的皂苷還能降低膽固醇含量，預防高血壓、高血脂。

食譜推薦 洋蔥炒茄子

原料 洋蔥80克，茄子100克，紅椒15克，蒜末、蔥段各少許

調料 鹽、雞粉各2克，豆瓣醬15克，生抽、水澱粉、食用油少許

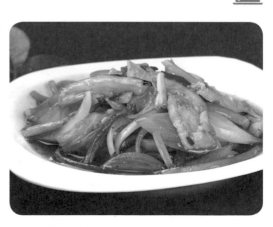

製作

1. 洋蔥去皮洗淨切細絲，紅椒洗淨切絲，茄子去皮切成片。
2. 油鍋燒熱，茄子入鍋炸至變色撈出。
3. 鍋留底油，放入蒜末爆香，加入洋蔥、紅椒，翻炒一會兒，再放入茄子，加入生抽、鹽、雞粉、清水，翻炒均勻，稍煮片刻至水沸騰，加入豆瓣醬，翻炒片刻，倒入水澱粉、蔥段拌勻即成。

專家點評

含硫化物能促進胃腸蠕動，加快大便排出，預防便秘，還能降低膽固醇。

洋蔥 促進腸蠕動，抑制壞菌增殖

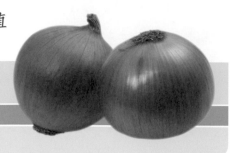

【適宜用量】每餐50克
【適合症型】肝經受寒，大腸失司

營養成分

硫磺成分、可溶性膳食纖維

⑪ 便秘為什麼吃洋蔥

洋蔥的硫磺成分在大腸與蛋白質或腸內的細菌結合，形成硫化氫，能促進腸蠕動。豐富的可溶性膳食纖維能刺激腸道，使腸道運動更旺盛，而寡糖也能抑制腸內壞菌增殖，有效改善便秘症狀。

⑪ 小洋蔥有大功效

洋蔥具有散寒、健胃、發汗、祛痰、殺菌、降血脂、降血壓、降血糖、抗癌之功效。洋蔥還有一定的提神功效，對感冒具有防治作用，因為有很強的殺菌能力。洋蔥中含糖、蛋白質及各種無機鹽、維生素等營養成分，對人體代謝有一定作用，可較好地調節神經，增長記憶，其揮發成分亦有較強的刺激食欲、幫助消化、促進吸收等功能。

⑪ 食用洋蔥應注意

1.挑選球體完整、沒有裂開或損傷、表皮完整光滑的，放入網袋中懸掛室內陰涼通風處，或者放在有透氣孔的專用陶瓷罐中。

2.洋蔥不宜加熱過久，以有些微辣味為佳。不可過量食用，因為它易產生揮發性氣體，過量食用會產生脹氣和排氣過多，給人造成不快。

⑪ 巧用洋蔥來養生

1.防治消化不良：500克洋蔥洗淨，剖成6瓣，放進泡菜罈中，醃製4日，待其味酸甜而略辛辣時即可。

2.防治失眠：洋蔥適量，洗淨，搗爛，置於小瓶內蓋好，睡前打開蓋子，聞其氣味，10分鐘內即可入睡。

3.防治感冒：洋蔥200克洗淨，切絲，放進油鍋裡煸炒，加鹽炒至熟即可。

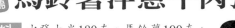 馬鈴薯洋蔥牛肉粥

原料 水發大米180克，馬鈴薯100克，牛肉90克，胡蘿蔔80克，洋蔥60克，青江菜20克，薑絲少許

調料 鹽、雞粉各4克，水澱粉、芝麻油、食用油各適量

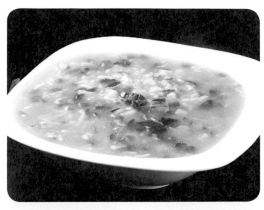

製作

1. 洗淨食材，青江菜切小塊。去皮洋蔥、胡蘿蔔切粒，馬鈴薯切丁，洗淨的牛肉切成粒，醃製約10分鐘。
2. 砂鍋注水燒熱，倒入大米，加食用油，煮沸後轉小火續煮約30分鐘至米粒熟軟，倒入馬鈴薯丁、胡蘿蔔丁、洋蔥、牛肉粒、薑絲拌勻，放青江菜續煮約3分鐘至食材熟透。
3. 加鹽、雞粉、芝麻油拌勻即成。

專家點評 含膳食纖維，能寬腸通便，幫助人體及時排泄代謝毒素，防止便秘。

洋蔥馬鈴薯餅

原料 洋蔥60克，馬鈴薯200克，麵粉50克

調料 鹽4克，雞粉2克，芝麻油5毫升，食用油適量

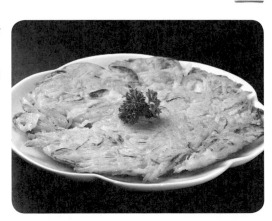

製作

1. 洗淨去皮的馬鈴薯、洋蔥切絲。
2. 鍋中注水燒開，放鹽，淋入少許食用油，倒入馬鈴薯絲、洋蔥，煮至食材斷生後撈出，瀝乾水分。
3. 洋蔥、馬鈴薯裝碗中，加鹽、雞粉、芝麻油，放入麵粉拌勻。
4. 取一盤子，倒少許食用油，放入加工好的洋蔥和馬鈴薯，壓成餅狀，抹上芝麻油，製成馬鈴薯餅生坯。
5. 將馬鈴薯餅生坯煎至兩面金黃即成。

專家點評 有潤腸，理氣和胃，健脾消食，發散風寒，溫中通陽的作用。

豆芽 ：刺激腸蠕動，防止便秘

【適宜用量】每次50克

【適合症型】脾胃積熱，大腸燥結

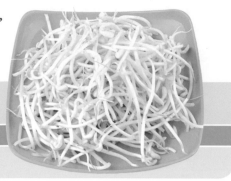

營養成分

蛋白質、維生素

便秘為什麼吃豆芽

豆芽所含的膳食纖維是使腸道功能正常的重要因素，在腸道中它能吸收水分，增加糞便的體積和重量，刺激腸道蠕動，協助糞便排出。

小豆芽有大功效

豆芽中所含的維生素E能保護皮膚和毛細血管，防止動脈硬化，防治老年高血壓。黃豆芽含維生素C，是美容食品。常吃黃豆芽能營養毛髮，使頭髮保持烏黑光亮，對面部雀斑有較好的淡化效果。黃豆芽具有清熱明目、補氣養血、潤腸通便、防止牙齦出血、心血管硬化及低膽固醇等功效。吃黃豆芽對青少年生長發育、預防貧血等大有好處。常吃黃豆芽有健腦、抗疲勞、抗癌作用。

食用豆芽應注意

1.選購頂芽大、莖長、有鬚根的豆芽比較安全。雪白和有刺激味道的豆芽建議不要購買。豆芽質地嬌嫩，含水量大，可用水浸泡保存，或是放入冰箱冷藏。

2.黃豆芽含的維生素C較易流失，烹調過程要迅速，或用油急速快炒，或用沸水略汆取出調味食用。豆芽的風味主要在於它脆嫩的口感，煮炒得太過熟爛，營養和風味盡失。

巧用豆芽來養生

1.防治消化不良：黃豆芽200克洗淨，豆腐100克洗淨，切塊；250克排骨洗淨，放進鍋中，加上豆腐，煮1小時後放入黃豆芽，稍煮即可。

2.防治胃火大：鯽魚30克洗淨，除雜，放進鍋中，加上薑片和適量水，煮1小時後加200克洗淨的黃豆芽，加鹽、味精、香油調勻即可。

豆芽拌洋蔥

原料 黃豆芽100克，洋蔥90克，胡蘿蔔40克，蒜末、蔥花各少許

調料 鹽、雞粉各2克，生抽4毫升，陳醋3毫升，辣椒油、芝麻油各適量

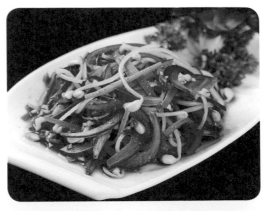

製作

1. 洋蔥洗淨切絲，胡蘿蔔去皮洗淨切絲。
2. 鍋中注水燒開，放入黃豆芽、胡蘿蔔、洋蔥，煮至斷生後撈出瀝乾，裝入碗中，放入少許蒜末、蔥花、生抽，加入鹽、雞粉、陳醋、辣椒油、芝麻油，拌勻即成。

專家點評

對便秘有很好的防治作用，還可舒張腦部的小血管，促進血液循環，預防冠心病。

杏鮑菇黃豆芽蟶子湯

原料 杏鮑菇100克，黃豆芽90克，蟶子400克，薑片、蔥花各少許

調料 鹽3克，雞粉2克，食用油適量

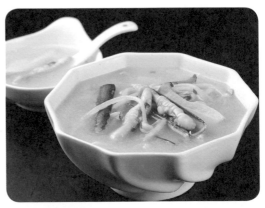

製作

1. 杏鮑菇洗淨切片。
2. 起油鍋，放入薑片爆香，加入洗淨的黃豆芽、杏鮑菇，略炒片刻，倒入適量清水，煮至沸騰，放入處理好的蟶子略煮。
3. 加適量鹽、雞粉，拌勻調味，用中火煮2分鐘，撒上蔥花即成。

專家點評

能促進胃液分泌，有助消化，還能促進胃腸蠕動，加快大便排出。

蒟蒻

保護胃黏膜、清潔胃壁

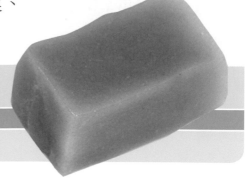

【適宜用量】每餐80克左右
【適合症型】脾胃積熱，大腸燥結

營養成分

纖維素、微量元素

便秘為什麼吃蒟蒻

蒟蒻中的大量可溶性植物纖維可促進胃腸蠕動，減少有害物質在胃腸、膽囊中的滯留時間，有效保護胃黏膜，清潔胃壁，促使排便。

小蒟蒻有大功效

蒟蒻還有降血糖、降血脂、降壓、散毒、養顏、通脈等多功能。

食用蒟蒻應注意

1.飽滿、肥厚、圓粗，拿在手中能感到分量，往往是比較優質的蒟蒻。蒟蒻可放入冰箱裡冷藏保存，食用前用清水清洗2～3次即可。

2.生蒟蒻有毒，必須煎煮3小時以上才可食用，且每次食量不宜過多。一般來說，普通食品需要28小時才能從腸道中排空，而富含高食物纖維的蒟蒻只需10~14小時，這樣大大減少了對有害物質的吸收。

巧用蒟蒻來養生

1.防治便秘：蒟蒻粉適量，和水按照1：7的比例放入鍋中，一邊加熱一邊不停攪動，直到蒟蒻粉變透明。將食用鹼按照5%的比例，調成水溶液倒入鍋中，攪拌均勻。成品倒入容器中，待冷卻成型後倒出，食用前切好形狀煮10分鐘即可。

2.輔助防治高血壓、高血脂：蒟蒻2個切塊，與茶葉（裝布袋中）一道放在沸水裡汆兩次，讓茶葉把可能留在蒟蒻中的雜味吸去；嫩肥鴨1隻洗淨、取其淨肉，切成和蒟蒻條相同的鴨條，同入油鍋炒至呈淺黃色時取出。

3.防治肥胖：蒟蒻粉10克，放進碗中，加上滾燙的開水，攪拌均勻即可食用。清晨空腹服。

清炒蒟蒻絲

原料 蒟蒻95克，胡蘿蔔40克，青椒25克，薑片、蒜末、蔥段少許

調料 鹽4克，雞粉2克，豆瓣醬5克，生抽、水澱粉、食用油各適量

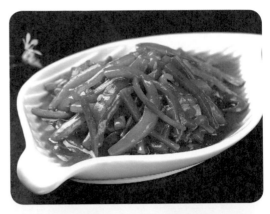

製作

1. 食材洗淨，胡蘿蔔去皮切絲，青椒去籽切絲，蒟蒻切絲。
2. 鍋中注水燒開，加鹽，放入胡蘿蔔、蒟蒻煮熟軟後撈出，瀝乾。
3. 起油鍋，放入薑片、蒜末、蔥段爆香，倒入青椒、蒟蒻和胡蘿蔔炒勻，放雞粉、鹽、豆瓣醬、生抽、水澱粉快速炒勻即成。

專家點評

蒟蒻含大量植物纖維和黏液蛋白，能促進胃腸蠕動，加快大便排出，預防便秘。

蒟蒻結雞翅湯

原料 蒟蒻結60克，雞翅150克，胡蘿蔔80克，薑末、蔥花各少許

調料 鹽、雞粉各3克，料酒7毫升，食用油少許

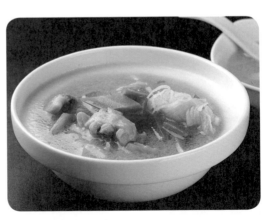

製作

1. 胡蘿蔔洗淨切片；雞翅洗淨斬成小塊，放入少許鹽、雞粉、料酒，拌勻，醃漬10分鐘。
2. 油鍋燒熱，放入薑末爆香，倒入醃好的雞翅，淋入料酒，快速翻炒勻，倒入適量清水，放入蒟蒻結、胡蘿蔔，加鹽、雞粉，煮至熟透即成。

專家點評

能促進胃腸蠕動，加快大便排出，還能減少體內膽固醇積累，預防動脈硬化。

香菇

促進消化，
調理便秘

【適宜用量】每日50～100克為宜
【適合症型】肝血不足，大腸失潤

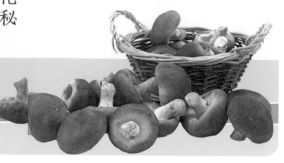

🍴 營養成分

多糖、礦物質

🍴 便秘為什麼吃香菇

香菇含有蛋白質、脂肪、碳水化合物、膳食纖維等成分，可用於調理消化不良、便秘等症。

🍴 小香菇有大功效

香菇中的多糖成分可調節人體內有免疫功能的T細胞活性，可降低甲基膽蒽誘發腫瘤的能力，從而對癌細胞有強烈的抑制作用。香菇中的礦物質較為豐富，能防止酸性食物中毒。香菇中的多糖類物質有明確的保健及防治作用，更年期女性常吃香菇能提高機體細胞免疫功能，清除自由基，延緩衰老，防癌抗癌，降低血壓、血脂，預防動脈硬化、肝硬化等疾病，降低心腦血管疾病風險，還可調節內分泌、調節激素分泌量，從而改善體質，推遲絕經、緩解更年期症狀。

🍴 食用香菇應注意

香菇為動風食物，頑固性皮膚瘙癢症患者忌食。脾胃寒濕氣滯或皮膚瘙癢病患者忌食。香菇如果清洗不當，會破壞其本身營養成分，因此不能過度浸泡和洗滌。泡發香菇時，忌用開水或是加糖，這樣會使其中的水溶性成分流失。

🍴 巧用香菇來養生

1.防治便秘：香菇洗淨，切成半，放進油鍋中炒香，裝碗；白菜洗淨，切段，放進油鍋中炒熟，加上香菇和鹽拌云即可。

2.防治脾胃不好：香菇洗淨切半；雞肉洗淨切條狀。一起炒熟，加鹽即可。

3.防治高血壓、高血脂、糖尿病：油菜心200克，香菇150克。香菇洗淨汆燙，撈出瀝乾；油菜心洗淨，對半切開；熱油鍋，放油菜心煸炒2分鐘，倒出多餘的油，鍋內加適量清湯、香菇、鹽，大火燒開，加味精，水澱粉勾芡即可。

食譜推薦 松子香菇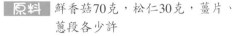

原料 鮮香菇70克，松仁30克，薑片、蔥段各少許

調料 鹽2克，雞粉少許，米酒、生抽、水澱粉、食用油各適量

製作

1. 香菇洗淨切小塊。
2. 油鍋燒熱，倒松仁滑油約半分鐘至呈金黃色後撈出，瀝乾油。
3. 鍋底留油燒熱，下薑片、蔥段爆香，倒入香菇，淋上少許米酒，加少許清水，翻炒至食材熟軟。轉小火，加入鹽、雞粉、生抽，翻炒至香菇入味，淋少許水澱粉，撒上炸好的松仁即成。

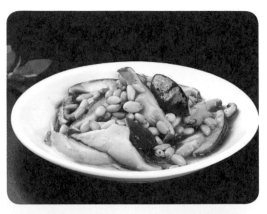

專家點評

富含B族維生素和纖維素，能促進人體新陳代謝，促進腸胃蠕動，加快大便排出。

食譜推薦 香菇蒸蛋羹

原料 雞蛋2個，香菇50克，蔥花少許

調料 鹽、雞粉、生粉、料酒、生抽、芝麻油、食用油各適量

製作

1. 香菇洗淨切小丁。香菇丁入沸水鍋，加鹽、雞粉、食用油、料酒，煮約半分鐘，撈出瀝乾。
2. 雞蛋打散，加鹽、芝麻油，拌勻，倒入蒸碗。
3. 香菇裝碗中，放生抽、鹽、雞粉、生粉、芝麻油拌勻，製醬料。
4. 蒸鍋上火燒開，蛋液入鍋，小火蒸約10分鐘至蛋液六七成熟時，均勻地放上製好的醬料，用中火蒸約5分鐘，至食材熟透，撒上蔥花即成。

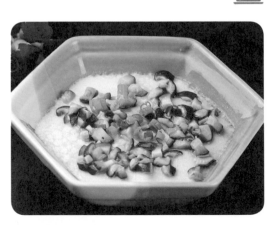

專家點評

含高蛋白、低脂肪，清淡易消化，可預防便秘，但是高膽固醇患者不宜過多食用。

金針菇

富含食物纖維，
預防便秘

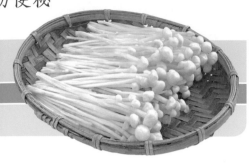

【適宜用量】每日50~100克

【適合症型】脾胃不和，大腸失運

營養成分

維生素C、胡蘿蔔素

🍴 便秘為什麼吃金針菇

金針菇含有以海藻糖為主的糖分，因此金針菇具有黏性，且食物纖維含量很多，可預防便秘。

🍴 小金針菇有大功效

金針菇具有補肝、益腸胃、抗癌的功效，主治肝病、胃腸道炎症、潰瘍、腫瘤等病症。經常食用金針菇，不僅可預防和治療肝臟病及胃腸道潰瘍，也適合高血壓患者、肥胖者和中老年人食用，因為它是一種高鉀低鈉食品。

🍴 食用金針菇應注意

1.金針菇應當選顏色均勻，無雜色者。

2.脾胃虛寒、慢性腹瀉者應少吃，關節炎、紅斑狼瘡患者也要慎食，以免加重病情。金針菇中鋅含量較高，對預防男性前列腺疾病較有幫助；且金針菇還是高鉀低鈉食品，可防治高血壓，對老年人有益。

🍴 巧用金針菇來養生

1.防治便秘：100克金針菇洗淨，適量豆腐洗淨，切塊，兩種材料放進鍋中，加適量水，煮熟後加鹽即可。

2.防治體虛者：150克金針菇洗淨，放進鍋中，加適量水，再加上洗淨的瘦肉，煮沸後，加鹽即可。

3.防治氣血不足：土雞250克，除雜，洗淨，入砂鍋中加水燉至九成熟，再入金針菇，待菇煮熟即可食用。

金針菇雞絲湯

原料 金針菇300克，雞胸肉250克，薑片、蔥花各10克

調料 鹽、味精、雞粉、水澱粉、食用油各適量

製作

1. 雞胸肉洗淨切細絲，加鹽、味精、雞粉、水澱粉、食用油，拌勻，醃漬入味。洗淨的金針菇瀝乾水分備用。
2. 油鍋燒熱，注入適量清水，放入薑片，大火煮至沸，加鹽、味精、雞粉調味，放入金針菇煮沸，再倒入肉絲，拌煮至材料熟透，撒上蔥花即成。

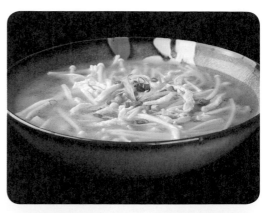

專家點評

可促進排便，還含有豐富蛋白質，有增強體力、強壯身體的作用。

雞肉金針菇木耳粥

原料 雞胸肉160克，水發木耳50克，金針菇85克，水發大米200克，薑絲、蔥花各少許

調料 鹽、雞粉各3克，水澱粉3毫升，芝麻油2毫升，食用油適量

製作

1. 洗淨的金針菇去老莖，木耳切小塊，雞肉切薄片醃漬約10分鐘。
2. 砂鍋中倒水燒開，放入洗好的大米，淋食用油，大火煮沸轉小火續煮約30分鐘至米粒熟軟，倒入木耳，撒上薑絲，放雞肉、金針菇，小火續煮約3分鐘至食材熟軟。
3. 加鹽、雞粉拌勻，淋芝麻油，撒上蔥花即成。

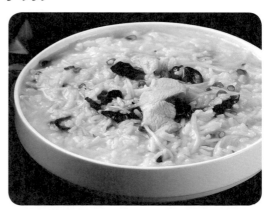

專家點評

易於消化吸收，且黑木耳含有纖維素和植物膠質，兩者共同作用，防治便秘效果好。

黑木耳

促進腸道脂肪和
食物排瀉

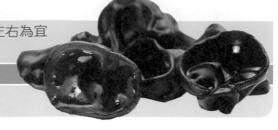

【適宜用量】每日15克（乾木耳）左右為宜
【適合症型】肝血不足，大腸失潤

營養成分

卵磷脂、鐵

🍴 便秘為什麼吃黑木耳

黑木耳中含有豐富的纖維素和一種特殊的植物果膠，這兩種物質能夠促進胃腸蠕動，促進腸道脂肪和食物排泄。

🍴 小黑木耳有大功效

黑木耳富含卵磷脂，可使體內脂肪呈液質狀態，有利於脂肪在體內完全消耗，可降低血脂和防止膽固醇在體內沉積。黑木耳含鐵量很高，可及時為人體補充足夠的鐵質，是天然的補血佳品。黑木耳具有補氣血、滋陰、補腎、活血、通便的功效，對便秘、痔瘡、膽結石、腎結石、膀胱結石、貧血及心腦血管等疾病有食療作用。黑木耳含維生素K和豐富的鈣、鎂等礦物質，能防治動脈粥樣硬化和冠心病。

🍴 食用黑木耳應注意

1.黑木耳較難消化，並有滑腸作用，故脾虛消化不良或大便稀爛者慎食。

2.食用乾木耳前要用水浸泡，這會將剩餘的毒素溶於水，使乾木耳最終無毒，但要注意的是，浸泡乾木耳時最好換2~3遍水，才能最大限度除掉有害物質。黑木耳有活血抗凝的作用，有出血性疾病的人不宜食用，孕婦不宜多吃。

🍴 巧用黑木耳來養生

1.治高血壓：黑木耳、冰糖各適量。黑木耳用清水洗淨浸泡一夜後，在飯鍋上蒸1～2小時，加適量冰糖，睡前服用。

2.防治吐血、便血，痔瘡出血：黑木耳30克，泡水，洗淨，用小火煮爛後，加白糖適量服用。亦可取黑木耳5克，柿餅30克，先將黑木耳泡發，柿餅切塊，一同加水煮爛，每日1～2次。

食譜推薦 鮮蝦木耳芹菜粥

原料 水發大米100克，芹菜梗50克，蝦仁45克，水發木耳35克，薑片少許

調料 鹽3克，雞粉2克，水澱粉、芝麻油各適量

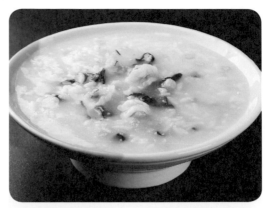

製作

1. 蝦仁洗淨去蝦線，加鹽、水澱粉拌勻，醃漬入味；芹菜梗洗淨切粒；木耳洗淨切小塊。

2. 砂鍋中注水燒開，倒入洗好的大米，煮沸後用小火煮約30分鐘，至米粒變軟，撒上薑片，放入蝦仁，倒入木耳拌勻，用小火續煮約5分鐘，至食材九成熟，倒入芹菜，加鹽、雞粉、芝麻油拌勻即成。

專家點評

可促進腸道蠕動，加快大便排出，防治便秘，還可補血養血安神，強身健體。

食譜推薦 茼蒿黑木耳炒肉

原料 茼蒿100克，瘦肉90克，彩椒50克，水發木耳45克，薑片、蒜末、蔥段各少許

調料 鹽3克，雞粉2克，料酒4毫升，生抽、水澱粉、食用油各適量

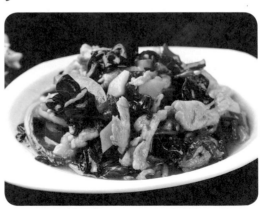

製作

1. 洗淨食材，木耳切小塊，彩椒切粗絲，茼蒿切段；瘦肉切片醃漬約10分鐘。

2. 鍋中注水燒開，加鹽，倒入木耳、彩椒煮至食材斷生後撈出，瀝乾。

3. 起油鍋，放薑片、蒜末、蔥段爆香，倒肉片炒至肉質變色，淋入料酒，倒入茼蒿翻炒幾下，再注入適量清水，快速炒至熟軟。

4. 放彩椒、木耳，加鹽、雞粉、生抽、水澱粉拌勻，炒至熟透即可。

專家點評

茼蒿和木耳都具有很好的促進腸道蠕動，加快大便排出的作用，二者相和作用更強。

銀耳

加速代謝廢物排出，
防治便秘

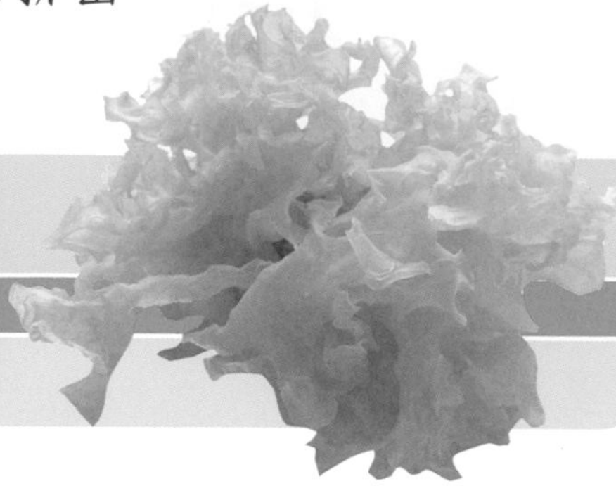

【適宜用量】每日30克為宜

【適合症型】肺陰不足，大腸津枯

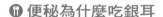

營養成分

鐵、硒

⑪ 便秘為什麼吃銀耳

銀耳中富含膳食纖維，可幫助胃腸蠕動，加速代謝廢物排出，防治便秘、預防結腸癌。

⑪ 小銀耳有大功效

銀耳營養豐富，含有多種礦物質元素，其中鐵和鈣的含量最高，食用銀耳能防止缺鐵性貧血，還能促進生長發育。銀耳中含有的微量元素硒，可增強抗癌能力，提高免疫力。具有強精補腎、補氣和血、潤腸益胃、提神補腦、美容嫩膚、延年益壽的功效。銀耳中的多糖類成分能提高肝臟解毒能力，保護肝臟功能，常吃不但能增強免疫力，促進免疫細胞的分化和生長，預防癌症，還能增強癌症患者對放療、化療的耐受力。

⑪ 食用銀耳應注意

銀耳宜用開水泡發，泡發後應去掉未發開的部分，特別是那些呈淡黃色的東西。外感風寒者不宜食用銀耳。冰糖銀耳含糖量高，睡前不宜食用，以免血黏度增高。食用變質的銀耳會引發中毒反應，嚴重者會有生命危險。

⑪ 巧用銀耳來養生

1.滋陰清熱、緩解更年期症狀：鳳梨150克，水發銀耳50克，紅棗、冰糖適量。鳳梨去皮洗淨切塊，銀耳洗淨撕碎，紅棗洗淨去核。湯鍋加適量清水、銀耳、紅棗，煮至銀耳黏軟，倒入鳳梨塊煮至熟，加冰糖溶化攪勻即可。

2.補虛潤燥：鵪鶉蛋10個，水發銀耳、鮮百合各50克，白果5克，紅棗、冰糖各適量。鵪鶉蛋煮熟去殼，銀耳去蒂撕成小朵，百合掰瓣，紅棗去核，白果去皮。將銀耳、白果、紅棗同煮至熟軟，放入鵪鶉蛋、百合煮20分鐘，加冰糖溶化攪拌均勻即可。

食譜推薦 參竹銀耳薏米糖水

原料 水發銀耳70克，薏米30克，沙參5克，玉竹3克

調料 冰糖30克

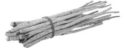

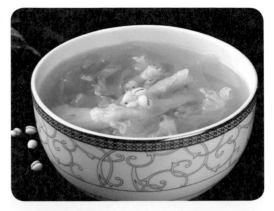

製作

1. 銀耳洗淨切去根部，切小塊。
2. 鍋中倒水燒開，將泡好的薏米、銀耳依次倒入鍋中，加入洗好的玉竹、沙參，轉小火煮約20分鐘至材料熟透，倒入冰糖，輕攪片刻，煮至冰糖完全溶化即成。

專家點評

含豐富膳食纖維，能促進腸道蠕動，加快大便排出，防治便秘。

食譜推薦 菠菜銀耳粥

原料 菠菜100克，水發銀耳150克，水發大米180克

調料 鹽、雞粉各2克，食用油適量

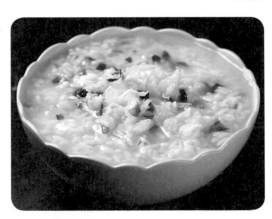

製作

1. 銀耳洗淨切去黃色根部，再切成小塊；菠菜洗淨切段。
2. 砂鍋中注水燒開，倒入泡好的大米，燒開後用小火煮30分鐘，至大米熟軟，放入銀耳，拌勻，續煮15分鐘至食材熟爛，放入菠菜，倒入適量食用油，加入雞粉、鹽，拌勻即成。

專家點評

有補脾開胃、益氣清腸、補腦、養陰清熱、潤燥的功效，可有效緩解便秘。

蘑菇

防治便秘、促進排毒

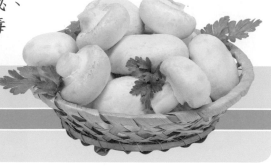

【適宜用量】每日50～100克

【適合症型】肺氣上逆，大腸氣滯

營養成分

硒、植物纖維

⑪ 便秘為什麼吃蘑菇

蘑菇含大量植物纖維，有防止便秘、促進排毒、預防糖尿病及大腸癌、降低膽固醇含量的作用。

⑪ 小蘑菇有大功效

蘑菇具有宣腸益氣、散血熱、透發麻疹的功效。主治小兒麻疹透出不暢，煩躁不安。對癌症、心血管系統疾病、肥胖、便秘、糖尿病、肝炎、肺結核、軟骨病患者等有一定輔助療效。

⑪ 食用蘑菇應注意

蘑菇最怕濕，在挑選蘑菇時不能買太濕的，這樣的蘑菇不但營養流失嚴重，還不容易保存。因為蘑菇營養豐富，水分一多，就成了細菌的培養基，很容易繁殖微生物，變酸、變臭，甚至腐爛。而如果吃了腐敗的蘑菇，很容易發生食物中毒。蘑菇買回來後先在陰涼處攤開，稍微晾乾後再放入冰箱，可保存得更久一些。

⑪ 巧用蘑菇來養生

1.防治便秘：30克蘑菇洗淨，切塊，放進鍋中焯水，放進碗中，加上香油和鹽，拌勻即可食用。

2.防治麻疹：蘑菇50克，水浸軟後切碎，水煎服，1次服完，日服2次。

3.防治面黃枯瘦，不思飲食，體弱等症：水發雪蛤油100克，水發蘑菇10克，冬筍10克，豌豆10克，豬油25克。冬筍切片，水發蘑菇切小片；鍋內放豬油，油熱時，用蔥、薑塊熗鍋，加醬油，雞湯；燒開後，撈出蔥、薑塊，放入雪蛤油、紹酒、味精、花椒水、冬筍、豌豆、胡椒粉、蘑菇，燒開後撇去浮沫，用濕澱粉芶芡，淋上芝麻油，撒上香菜即成。

食譜推薦 蘑菇燒白菜

原料 蘑菇90克，大白菜120克，紅椒40克，薑片、蒜末、蔥段各少許

調料 鹽3克，雞粉2克，生抽、料酒、水澱粉、食用油各適量

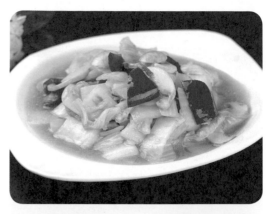

製作

1. 蘑菇洗淨切片，大白菜洗淨切成小塊，紅椒洗淨切小塊。
2. 鍋中注水燒開，加雞粉、鹽，倒入蘑菇、大白菜、紅椒煮至全部食材斷生後撈出，瀝乾。
3. 起油鍋，放薑片、蒜末、蔥段爆香，倒入焯煮好的食材炒勻，淋入料酒，加入雞粉、鹽、生抽，翻炒至食材入味，倒入水澱粉即成。

專家點評

可促進人體新陳代謝，排毒養顏，其粗纖維成分還能加速腸胃蠕動，促進排便。

食譜推薦 彩椒炒蘑菇

原料 彩椒120克，蘑菇60克，蒜末、蔥段各少許

調料 鹽、雞粉各2克，生抽、料酒、水澱粉、食用油各適量

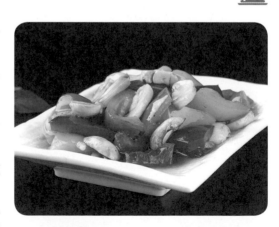

製作

1. 彩椒、蘑菇洗淨切小塊。
2. 鍋中倒水燒開，加入少許食用油，放入蘑菇，焯煮半分鐘後撈出，備用。
3. 起油鍋，下入蒜末、蔥段爆香，倒入彩椒、蘑菇，淋入料酒，加入鹽、雞粉、生抽，炒勻，倒入適量水澱粉拌勻即成。

專家點評

有防止便秘、促進消化、預防糖尿病、降膽固醇的作用。

蘋果

減少腸道內膽固醇，
促進排便

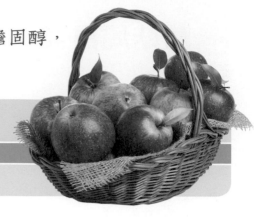

【適宜用量】每天1~2個
【適合症型】肺熱熾盛，大腸燥結

營養成分

糖類、維生素C

⑪ 便秘為什麼吃蘋果

蘋果含有大量的纖維素，常吃可使腸道內膽固醇減少，縮短排便時間，減少直腸癌發生。

⑪ 小蘋果有大功效

蘋果中的維生素C是心血管的保護神、心臟病患者的健康元素。吃蘋果既能減肥，又能幫助消化。且蘋果中含有多種維生素、礦物質、糖類、脂肪等，是構成大腦所必需的營養成分。有潤肺、健胃、生津、止渴、止瀉、消食、順氣、醒酒等功能，且對於癌症有良好的食療作用。

⑪ 食用蘋果應注意

1.應挑個頭適中，果皮光潔、顏色豔麗的。蘋果放在陰涼處可保持7~10天，如果裝入塑膠袋放入冰箱可保存更長時間。

2.蘋果酸能腐蝕牙齒，吃完蘋果後最好漱漱口。吃蘋果最好連皮一起吃，因為與蘋果肉相比，蘋果皮中黃酮類化合物含量較高，抗氧化活性也較強，並能防止中老年女性中風。

---

⑪ 巧用蘋果來養生

1.防治便秘：蘋果1個洗淨，去子，切小塊；香蕉1根去皮，切段，與蘋果一起放進榨汁機，加少許開水榨汁，即可飲用。

2.防治高血壓：蘋果200克洗淨，去子，切塊，放進榨汁機中加少許開水榨成汁，即可飲用。

3.防治黑斑、雀斑：蘋果30克，檸檬40克，鳳梨50克，芹菜30克，高麗菜20克，分別洗淨，放進榨汁機中加少許開水榨成汁，過濾後加蜂蜜拌勻即可。

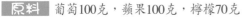

食譜推薦 葡萄蘋果汁

原料 葡萄100克，蘋果100克，檸檬70克

調料 蜂蜜20毫升

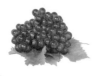

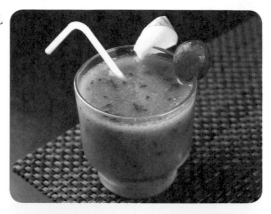

製作

1. 蘋果洗淨切小塊。
2. 取榨汁機，倒入切好的蘋果、洗淨的葡萄，倒入適量礦泉水，榨汁，加適量蜂蜜拌勻，加幾滴檸檬汁即可。

專家點評

含較多的纖維素，可促進腸道蠕動，促進排便，同時降低膽固醇含量。

食譜推薦 芹菜蘋果汁

原料 蘋果100克，芹菜90克

調料 白糖7克

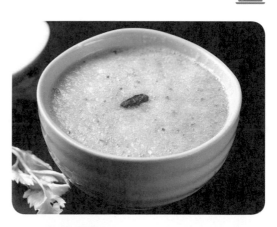

製作

1. 芹菜洗淨切粒，蘋果洗淨切小塊。
2. 取榨汁機，倒入切好的食材，加入少許礦泉水，榨汁，加少許白糖拌勻即成。

專家點評

有潤肺養胃、生津止渴、潤腸通便的功效；蘋果還含有果膠，可降低膽固醇。

梨

幫助排毒、防治便秘

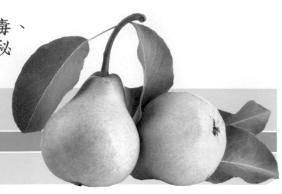

【適宜用量】每天1個

【適合症型】肺熱熾盛，大腸燥結

營養成分

B族維生素、果膠

🍴 便秘為什麼吃梨

梨富含多種維生素、礦物質和微量元素，能幫助器官排毒、淨化血液，防治便秘。

🍴 小梨有大功效

梨中有豐富的B族維生素，能保護心臟，減輕疲勞，增強心肌活力，降低血壓；梨性涼並能清熱鎮靜；防止動脈粥樣硬化，防癌抗癌。梨有止咳化痰、清熱降火、養血生津、潤肺去燥、潤五臟、鎮靜安神等功效，對高血壓、心臟病、口渴便秘、頭昏目眩、失眠多夢患者有良好的食療作用。梨有解熱解毒作用，可用於高熱時補充水分和營養。

🍴 食用梨應注意

1.以果粒完整、無蟲害、壓傷、堅實為佳，置於室內陰涼處即可，如需冷藏，可裝在紙袋中放入冰箱保存2~3天。為防止農藥危害，梨最好洗淨削皮食用。

2.食用梨對高血壓、心臟病患者有良好的食療作用。煮熟的梨有助於腎臟排泄尿酸和預防痛風、風濕病、關節炎。

🍴 巧用梨來養生

1.**防治便秘**：梨洗淨去皮去子，切小塊，放進榨汁機榨汁，加蜂蜜拌勻即可飲用。

2.**防治百日咳**：梨1個去核，放入貝母末3克，蒸熟後，去藥，吃梨喝湯，每日服用2次。

3.**防治口乾舌燥**：200克雪梨連皮洗淨去核，200克無花果洗淨；500克豬肉洗淨，切塊。全部用料放入鍋內，加清水適量，大火煮沸後，小火煲2小時，調味食用。

食譜推薦 馬蹄雪梨飲

原料 馬蹄100克，雪梨100克，決明子5克，枸杞8克

調料 冰糖30克

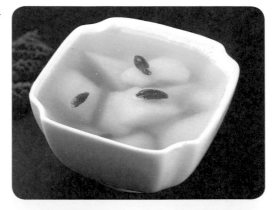

製作

1. 馬蹄洗淨去皮切片，雪梨洗淨切小塊。
2. 砂鍋中注水燒開，倒入洗淨的決明子，用小火煮15分鐘，去除決明子，倒入切好的馬蹄、雪梨，加入冰糖、枸杞，用小火續煮2分鐘，至冰糖溶化即成。

專家點評

有清熱、潤腸通便的功效，對高血壓合併便秘病者是理想的保健食品。

食譜推薦 甘蔗雪梨牛奶

原料 雪梨110克，甘蔗100克，冰糖40克，牛奶150毫升

 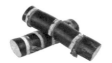

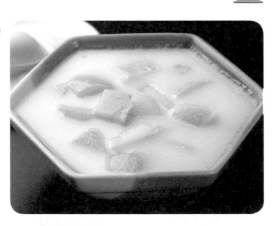

製作

1. 甘蔗洗淨去皮切段，雪梨洗淨切小塊。
2. 砂鍋中注水燒開，倒入切好的甘蔗、雪梨，燒開後用小火燉20分鐘，放入冰糖，用小火再燉5分鐘，倒入備好的牛奶，拌勻，煮至沸即成。

專家點評

有益氣補脾、滋陰潤燥、清熱解毒、潤膚潤腸的作用。

香蕉：潤腸通便，緩解痔瘡出血

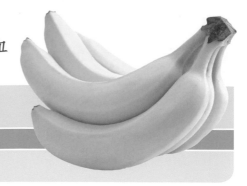

【適宜用量】常用量每天1～2根
【適合症型】肺熱熾盛，大腸燥結

營養成分

纖維素、碳水化合物、鉀

便秘為什麼吃香蕉

香蕉的纖維素可潤腸通便，對便秘、痔瘡出血、因燥熱而致胎動不安者大有益處。

小香蕉有大功效

香蕉含有大量糖類物質可充饑、補充營養及能量；能潤腸通便，治療熱病煩渴等症，還能保護胃黏膜、抑制血壓升高、消炎解毒、防癌抗癌。

食用香蕉應注意

1.果皮顏色黃黑泛紅，稍帶黑斑，表皮有皺紋的香蕉風味最佳。香蕉手捏後有軟熟感的較甜。買回來的香蕉最好懸掛起來，減少受壓面積。

2.因香蕉含有多量鉀，故胃酸過多、胃痛、消化不良、腎功能不全者應慎用。香蕉含易被嬰兒吸收的果糖，對於水瀉不止的乳糖酶缺乏兒，可作為主食。

3.慢性腸炎、虛寒腹瀉、經常大便溏薄、急性、慢性腎炎、風寒感冒咳嗽、糖尿病患者，胃酸過多、關節炎或肌肉疼痛、女子月事期間及有痛經者忌食。

巧用香蕉來養生

1.通便排毒、安神：香蕉8根，冰糖80克，陳皮5克。陳皮用溫水浸泡後切絲備用；香蕉去皮後切成三段；將陳皮放入砂煲內，加清水適量，用旺火煲至水開，放入香蕉再煲沸，改用文火煲15分鐘，加入冰糖至溶化即成。

2.養血安神、潤腸通便：香蕉1根，鳳梨100克，優酪乳250毫升。鳳梨去皮，洗淨，切塊，用淡鹽水泡10分鐘，撈出；香蕉去皮，掰成小塊；把鳳梨、香蕉、優酪乳放入攪拌機中攪拌成汁，加適量蜂蜜即可。

食譜推薦 香蕉奇異果汁

原料 香蕉120克，奇異果90克，檸檬30克

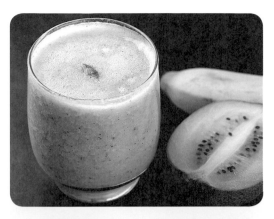

製作

1. 香蕉去皮切小塊，檸檬洗淨切小塊，奇異果去皮切成塊。
2. 將切好的水果倒入榨汁機，加入適量純淨水，榨汁即成。

專家點評

果膠成分含量高，能防治便秘；維生素C含量高，能防止細胞氧化，有抗衰老作用。

食譜推薦 玉米香蕉甜粥

原料 玉米粒50克，大米45克，香蕉30克

調料 白糖40克

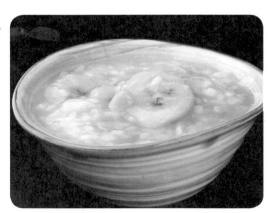

製作

1. 香蕉去皮用斜刀切成片，浸於清水中，備用。
2. 鍋中注入約1000毫升清水燒開，下入洗淨泡好的大米、玉米粒，大火煮沸後轉小火煮約30分鐘至大米成粥。
3. 加入白糖，拌煮至完全溶化，再放入切好的香蕉，拌勻，煮至沸即成。

專家點評

玉米中的膳食纖維和香蕉中的果膠成分都能促進腸道蠕動，加快大便排出。

甘蔗：刺激消化液分泌，促進腸蠕動

【適宜用量】每次100毫升甘蔗汁
【適合症型】肺陰不足，大腸津枯

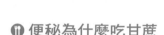營養成分

膳食纖維、有機酸

🍴 便秘為什麼吃甘蔗

甘蔗含豐富的膳食纖維，這類物質雖不能被人體消化和吸收，但它能吸收和保留水分，使糞便變得柔軟。也能刺激消化液的分泌和腸道蠕動，有利於大便排泄，起到預防和治療便秘的作用。

🍴 小甘蔗有大功效

甘蔗具有清熱、生津、下氣、潤燥及解酒等功效，對熱病傷津、心煩口渴、反胃嘔吐、肺燥咳嗽、大便燥結、醉酒等有食療作用。還含有對人體新陳代謝非常有益的各種維生素、脂肪、蛋白質、有機酸、鈣、鐵等物質。甘蔗不但能給食物增添甜味，還可提供人體所需的營養和熱量。

🍴 食用甘蔗應注意

1.發黴的甘蔗表皮缺乏光澤，削皮後可見其芯子呈淡黃、淺灰或棕褐色，咬斷後斷端上有白色絨毛狀菌絲，吃的時候有一股酸味或酒味。它會刺激消化道並損害腦神經，一定不能食用。

2.蔗性涼，容易腹瀉、胃腹寒痛者不宜多食；甘蔗含糖量很高，糖尿病患者及孕婦、產婦都應忌食。

🍴 巧用甘蔗來養生

1.防治便秘：甘蔗汁加蜂蜜，攪拌均勻即可飲用。

2.防治虛熱咳嗽：60克百合洗淨，放進鍋中，加適量水，煮爛後加上甘蔗汁和蘿蔔汁，睡前服用即可。

3.防治貧血：適量桂圓肉、紅棗洗淨，甘蔗洗淨，切小段；將所有材料放進鍋中，加適量水，煮開後加上冰糖，稍煮即可。

食譜推薦 甘蔗木瓜燉銀耳

原料 水發銀耳150克，無花果40克，水發蓮子80克，甘蔗200克，木瓜200克，紅糖60克

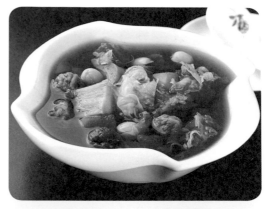

製作

1. 銀耳洗淨切小塊，甘蔗去皮切段，木瓜去皮切丁。
2. 鍋中注水燒開，放入洗淨的蓮子、無花果、甘蔗、銀耳，大火燒開後用小火燉20分鐘，至食材熟軟，放入木瓜，用小火再燉10分鐘至食材熟透。
3. 放入紅糖，煮至溶化即成。

專家點評

含膳食纖維及酵素，能助消化，減輕腸胃負擔，促進大便排出，預防便秘。

食譜推薦 蓮子綠豆甘蔗水

原料 甘蔗段40克，水發蓮子30克，水發綠豆30克

調料 白糖、水澱粉各適量

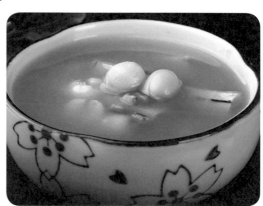

製作

1. 鍋中倒入約900毫升清水燒開，下入洗淨的綠豆、蓮子、甘蔗段。
2. 用大火煮沸後轉小火煮30分鐘至材料熟軟，加入白糖，再倒入水澱粉拌勻即成。

專家點評

有清熱解毒、生津開胃、滋陰潤燥的功效，能有效預防便秘。

桑葚：刺激腸黏膜，促使腸液分泌

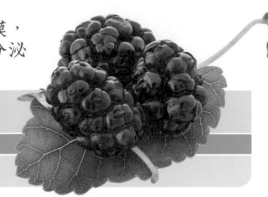

【適宜用量】每次20顆

【適合症型】肝血不足，大腸失潤

🍽 營養成分

維生素、氨基酸

🍴 便秘為什麼吃桑葚

桑葚含多種維生素，可刺激腸黏膜，促使腸液分泌，加強腸蠕動，防治便秘。

🍴 小桑葚有大功效

桑葚中含有大量的水分、碳水化合物、多種維生素、胡蘿蔔素及人體必需的微量元素等，能有效擴充人體的血容量，且補而不膩，適宜高血壓、婦科病患者食療；還可促進血紅球生長，防止白血球減少。常食桑葚可明目，緩解眼睛疲勞乾澀的症狀。

🍴 食用桑葚應注意

1.桑葚酸甜可口，色澤紫暗。要挑選果實較大，顆粒圓潤飽滿、果色紫黑者為佳。

2.熬桑葚時忌用鐵器，桑葚會分解酸性物質，跟鐵質會產生化學反應而導致中毒。少年兒童不宜多吃桑葚，因為桑葚內含有較多的胰蛋白酶抑制物——鞣酸，會影響人體對鐵、鈣、鋅等物質的吸收。

🍴 巧用桑葚來養生

1.防治便秘：桑葚洗淨後，放置數小時徹底風乾，取一乾淨且乾燥的玻璃罐，將桑葚及底醋放進去，把蓋口密封，在陰涼處靜置3～4個月後，成品用涼開水稀釋8～10倍以上，飯後飲用。

2.防治腸燥便秘：取新鮮熟透的桑葚500克，米酒1000毫升，浸泡1～2個月飲用，每日2次，每次1小杯。

3.防治月經不調、閉經：桑葚、蜂蜜各適量，將桑葚水煎取汁，文火熬膏，加入蜂蜜拌勻飲服，每次10～15克，每日2～3次。

4.防治陰虛水腫、小便不利：桑葚100克，黃酒500克，將桑葚置黃酒中密封浸泡1週後即可服用。

食譜推薦 桑葚黑芝麻糖水

原料 桑葚30克，黑芝麻2克

調料 冰糖20克

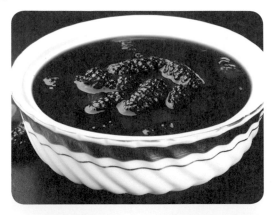

製作

1. 鍋中注入約800毫升清水燒開，倒入洗淨的黑芝麻，轉小火煮約15分鐘至黑芝麻熟透。
2. 倒入洗淨的桑葚、冰糖，煮約10分鐘至食材熟透即成。

專家點評

含鞣酸、脂肪酸及蘋果酸等成分，能幫助脂肪分解，助消化，促排便。

食譜推薦 桑葚銀耳羹

原料 水發銀耳40克，桑葚30克

調料 冰糖25克

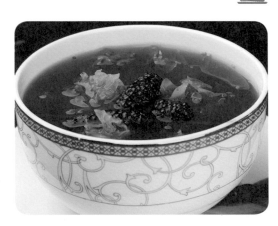

製作

1. 銀耳洗淨切小塊，浸入清水中待用。
2. 鍋中注入約700毫升清水燒開，倒入銀耳，轉小火煮10分鐘至銀耳晶瑩透亮，放入冰糖，煮約3分鐘至冰糖完全溶化，倒入洗淨的桑葚，煮約2分鐘至湯汁略呈紫紅色即成。

專家點評

有補血滋陰，生津止渴，潤腸燥等功效，可用於防治便秘。

柚子

促進腸道蠕動，
加速排便

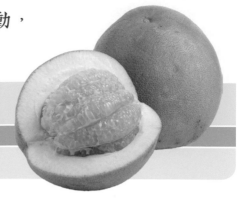

【適宜用量】每天一大瓣約50克
【適合症型】肺氣上逆，大腸氣滯

🍽 營養成分

皮苷、橙皮苷、維生素

🍴 便秘為什麼吃柚子

柚子中含有的纖維素成分能促進腸道蠕動，加快大便排出。

🍴 小柚子有大功效

柚子含豐富蛋白質、糖類、有機酸、維生素、礦物質等營養成分，具有健胃潤肺、清腸利便的功效，還可促進傷口癒合，對敗血病等有良好的輔助療效。柚子含有生理活性物質皮苷、橙皮苷等，柚皮苷可降低血液循環的黏滯度，減少血栓形成，有助於下氣、消食、醒酒、化痰、健脾、生津止渴、增食欲、增強毛細血管韌性、降低血脂等，對高血壓患者有補益作用。

🍴 食用柚子應注意

1.最好選擇上尖下寬的柚子，表皮要薄而光潤，色澤呈淡綠或淡黃色，聞之有香氣。因為柚皮很厚，所以柚子能儲存較長時間，放在陰涼通風處保存，一般可存放3個月而不失香味，有「天然水果罐頭」之稱。

2.體質虛弱、腹部寒冷、常患腹瀉及患肝功能疾病的人不宜食用柚子。

🍴 巧用柚子來養生

1.**開胃潤肺、通便排毒**：柳丁1個，柚子1/3個，檸檬1/2個。所有食材洗淨，切半，用挖勺挖出果肉；一同放入榨汁機中榨取汁液，即可飲食。

2.**降糖養肺、利尿解暑**：柚子1個，梨1個，冰糖10克。柚子剝開取出果肉，梨去皮切絲；梨絲連汁一塊放入鍋中，加少許冷水煮開；倒入柚子果肉，大火煮開後轉小火熬煮20分鐘；加入冰糖，煮至糖化即可。

食譜推薦 橘柚汁

原料 柚子100克，橘子90克

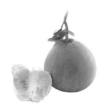

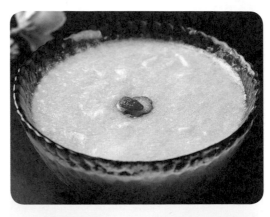

製作

1. 橘子洗淨剝取果肉，去除果肉上的白絡；柚子洗淨剝取果肉。
2. 將果肉倒入榨汁機，注入適量礦泉水，榨汁即成。

專家點評

可促進排便，降低膽固醇，豐富維生素、礦物質，還可增強免疫力。

食譜推薦 蜜柚蘋果奇異果沙拉

原料 柚子肉120克，奇異果100克，蘋果100克，巴旦木仁35克，枸杞15克

調料 沙拉醬10克

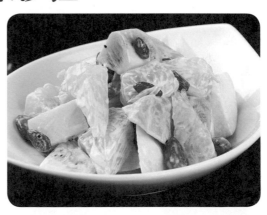

製作

1. 奇異果去皮切小塊，蘋果洗淨去核切小塊，柚子肉分成小塊。
2. 將果肉裝入碗中，放入沙拉醬，加入巴旦木仁、枸杞，拌勻，使食材入味即成。

專家點評

酸性成分及果膠有助於消化，能加快胃腸蠕動，促進排便、抗衰老。

鳳梨

富含纖維素，
緩解便秘

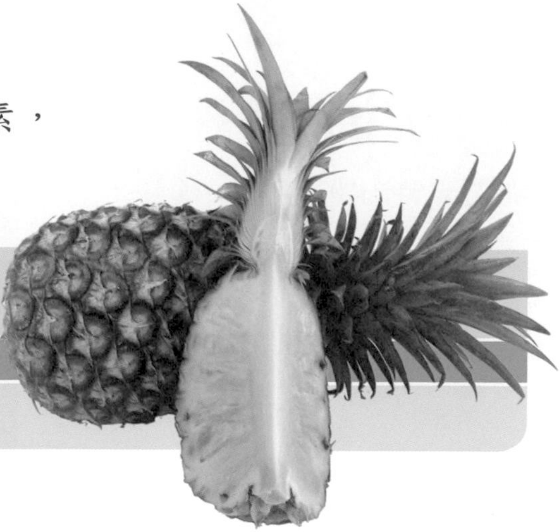

【適宜用量】每次約50克
【適合症型】脾胃不和，大腸失運

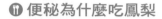 營養成分

維生素、鳳梨朊酶

⑪ 便秘為什麼吃鳳梨

鳳梨富含纖維素，對便秘有一定的食療功效。

⑪ 小鳳梨有大功效

新鮮鳳梨含水量高，亦含豐富的碳水化合物、蛋白質、脂肪、維生素、鈣、磷、鐵、有機酸類、尼克酸等，尤以維生素C含量最高。鳳梨還含有「鳳梨朊酶」，能分解蛋白質，具有清暑解渴、消食止瀉、補脾胃、固元氣、益氣血、消食、祛濕等功效。

⑪ 食用鳳梨應注意

1.如果鳳梨突頂部充實，果皮變黃，果肉變軟，呈橙黃色，說明它已達到九成熟，這樣的鳳梨汁多，糖分高，香味濃，風味好。

2.患有潰瘍病、腎臟病、凝血功能障礙的人禁食鳳梨，發燒及患有濕疹疥瘡的人也不宜多吃。切忌食用過量或食用未經處理的生鳳梨，食用前應用鹽水泡十分鐘左右。

⑪ 巧用鳳梨來養生

1.開胃潤肺、消食、祛斑：鳳梨200克，番茄150克，蜂蜜10克。鳳梨去皮切小塊，用鹽水浸泡備用；番茄洗淨去皮切小塊，檸檬切片取汁備用。將鳳梨塊、番茄塊放入榨汁機中，加入純淨水、蜂蜜、冰塊攪打成汁，加入檸檬汁攪勻即可。

2.清熱消渴、潤腸通便：鳳梨1個，白糖50克。將鳳梨去皮分成兩半，一半切碎丁，放入榨汁機中榨汁，另半鳳梨切成碎丁，一起放入榨成汁的鳳梨汁裡，加入冰糖，大火燒開後轉小火熬煮約40~50分鐘至水分收乾，期間不斷攪拌以防粘鍋燒焦，熬成醬後，放涼，入消毒過的玻璃瓶中保存，即取即食。

食譜推薦 苦瓜鳳梨汁

原料 鳳梨肉150克，苦瓜120克

調料 小蘇打粉少許

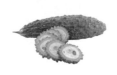
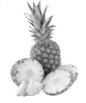

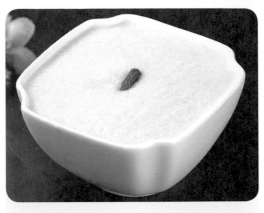

製作

1. 鍋中注水燒開，撒上少許小蘇打粉，放入洗淨的苦瓜，煮約半分鐘至苦瓜斷生後撈出，瀝乾。
2. 將放涼的苦瓜切成丁，鳳梨去皮切片。
3. 取榨汁機，倒入切好的食材，注入少許礦泉水，榨汁即成。

專家點評

能健脾開胃，增進食欲，加快大便排出。

食譜推薦 香檸紅茶鳳梨糖水

原料 檸檬1個，鳳梨肉300克，紅茶水100毫升

調料 紅糖適量

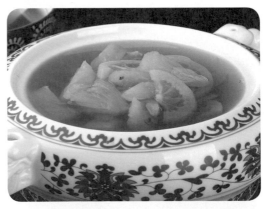

製作

1. 鳳梨去皮切小塊，檸檬洗淨去頭、尾，切薄片。
2. 鍋中倒入約400毫升清水，大火燒熱，放入紅茶水，下入檸檬片、鳳梨肉，大火煮沸後用中火續煮約15分鐘。
3. 倒入紅糖，煮一小會兒至糖溶化即成。

專家點評

含多種蛋白酶及與胃酸成分相似的酵素，能促進腸胃蠕動，幫助消化，預防便秘。

哈密瓜

促進腸蠕動，
加速排便

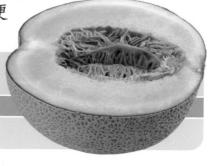

【適宜用量】每天約90克
【適合症型】脾胃積熱，大腸燥結

營養成分

維生素、纖維素

⑪ 便秘為什麼吃哈密瓜

哈密瓜含豐富的膳食纖維，對緩解便秘有極大好處，能促進腸道蠕動，加快大便排出。

⑪ 小哈密瓜有大功效

哈密瓜含有4.6%~15.8%的糖分，纖維素2.6%~6.7%，還有蘋果酸、果膠物質、維生素A、B族維生素、維生素C、尼克酸及鈣、磷、鐵等元素，其中鐵的含量比雞肉多2~3倍，比牛奶高17倍。具有利便、益氣、清肺熱、止咳的功效。哈密瓜還有清涼消暑、除煩熱、生津止渴的作用，是夏季解暑的佳品。食用哈密瓜對人體造血機能有顯著的促進作用，是貧血者的食療佳品。

⑪ 食用哈密瓜應注意

1.黃皮哈密瓜，皮色越黃成熟度越好；網紋哈密瓜，紋路越清晰越好。哈密瓜不易變質，易於儲存。搬動時應輕拿輕放，不要碰傷瓜皮，受傷的瓜容易變質腐爛，不耐儲藏；已切開的哈密瓜要儘快食用。

2.糖尿病患者忌食哈密瓜。哈密瓜性涼，不宜多吃，以免引起腹瀉。患有腳氣病、黃疸、腹脹、便秘、寒性咳喘及產後、疾病初期的人不宜多食。

⑪ 巧用哈密瓜來養生

1.通便排毒：香蕉1根，哈密瓜100克，優酪乳150毫升。哈密瓜去皮切塊，香蕉去皮切塊，放入攪拌機打成汁，加入優酪乳，可加適量檸檬汁，攪拌均勻即可。

2.利尿解暑，潤肺化痰：哈密瓜皮200克，雪梨2個，胡蘿蔔1根，豬腱子200克。哈密瓜皮洗淨，豬腱子用開水燙過，雪梨去皮去核，胡蘿蔔削皮切塊；鍋裡加入所有材料用猛火煲半小時，然後轉慢火煲1小時，加鹽調味，即可飲用。

食譜推薦 馬蹄銀耳哈密瓜

原料 哈密瓜50克，馬蹄40克，銀耳30克

調料 冰糖30克

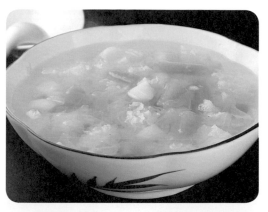

製作

1. 馬蹄、哈密瓜去皮洗淨切小塊，泡發好的銀耳洗淨切小塊。
2. 鍋中加入約900毫升清水，大火燒開，將冰糖放入鍋中，加入銀耳、馬蹄，轉小火煮20分鐘至材料熟透，再把哈密瓜放入鍋中，煮沸即成。

專家點評

能滋陰利尿，潤腸通便，補血安神，增強免疫力。

食譜推薦 哈密瓜玉米粥

原料 哈密瓜100克，玉米30克

調料 白糖20克

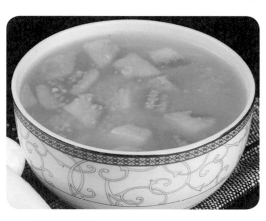

製作

1. 食材洗淨，哈密瓜去皮切小塊。
2. 鍋中倒入約800毫升清水燒開，將玉米倒入鍋中，轉小火煮約20分鐘至熟，倒入適量白糖，糖煮至完全溶化，加入哈密瓜，拌勻，煮至沸騰即成。

專家點評

含豐富的膳食纖維及果膠成分，能促進腸道蠕動，加快大便排出，預防便秘。

火龍果

調節腸道功能，預防便秘

【適宜用量】每日60克

【適合症型】肺熱熾盛，大腸燥結

營養成分

糖、維生素、鐵、花青素、植物蛋白

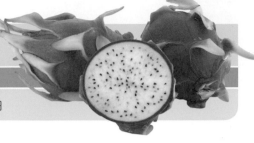

🍴 便秘為什麼吃火龍果

火龍果含豐富的蛋白質、膳食纖維、維生素、鐵、磷、鎂、鉀、胡蘿蔔素、果糖、葡萄糖、水溶性膳食纖維，可調節腸道功能，對便秘有很好的改善作用。

🍴 小火龍果有大功效

火龍果具有明目、降火的功效，能預防高血壓，還有美容功效。

🍴 食用火龍果應注意

1.以外觀光滑亮麗、果身飽滿、顏色呈鮮紫紅的火龍果為佳。火龍果為熱帶水果，不宜放入冰箱中保存，建議現買現食或放在陰涼通風處儲存。

2.氣鬱、痰濕、瘀血體質的人少食。火龍果花泡水煮沸、加冰糖，冷藏後飲，口感更香更醇，勝過菊花茶。

🍴 巧用火龍果來養生

1.健胃消食、美容：火龍果1個，西米50克，吉利丁適量。西米入開水煮好後撈出晾涼備用；火龍果加椰汁用攪拌機打勻；打好的火龍果汁倒進小鍋裡，放入泡好的吉利丁片，小火加熱至吉利丁徹底溶化；倒入煮好過涼的西米，入冰箱冷藏至凝固即可。

2.美容養顏、緩解疲勞：火龍果、橘子、梨、胡蘿蔔、石榴、檸檬、香蕉、蘋果各1份，千島醬適量。原料洗淨、切丁取粒，裝碗，用千島醬拌勻，裝入火龍果殼即可。

3.潤腸，抗衰老：火龍果1個，冰淇淋80克，優酪乳100毫升。火龍果去皮切塊，倒入榨汁機中，加優酪乳攪打30秒；將冰淇淋倒入火龍果優酪乳中攪勻即可。

食譜推薦 火龍果西米露

原料 西米30克，火龍果150克

調料 冰糖25克

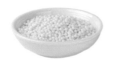

製作

1. 火龍果去皮切小塊。
2. 鍋中加入約800毫升清水，大火燒開，將洗好的西米倒入鍋中，攪拌均勻，轉小火煮30分鐘至熟透，將冰糖倒入鍋中，煮2分鐘至冰糖完全溶化，加入火龍果拌勻，煮至沸騰即成。

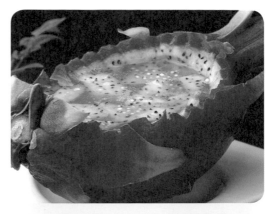

專家點評

可預防便秘、促進眼睛健康、增加骨質密度、增進食欲、預防口角炎、美白皮膚。

食譜推薦 雙果奇異果沙拉

原料 雪蓮果200克，火龍果200克，奇異果100克，牛奶60毫升

調料 沙拉醬10克

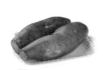

製作

1. 火龍果去皮切小塊，奇異果去皮切小片，雪蓮果去皮切片。
2. 把切好的水果裝入碗中，加入少許沙拉醬，倒入牛奶，快速攪拌均勻即成。

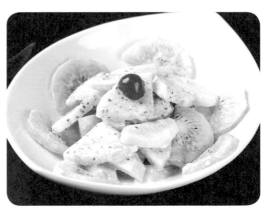

專家點評

含水溶性膳食纖維及花青素，能加快大便排出，還能加速毒素排出、美容養顏。

奇異果

清熱降火、潤燥通便

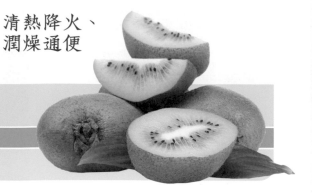

【適宜用量】每天1～2個

【適合症型】肺熱熾盛，大腸燥結

營養成分

維生素、果膠、微量元素

❶ 便秘為什麼吃奇異果

奇異果富含鈣，可改善睡眠品質、促進腸胃蠕動、清熱降火、潤燥通便。

❶ 小奇異果有大功效

奇異果有生津解熱、和胃降逆、止渴利尿、滋補強身之功效，還含有谷胱甘肽，可抑制原癌基因的啟動，配合其豐富的抗氧化物質，對肝癌、肺癌、皮膚癌、前列腺癌等多種癌細胞病變有一定的抑制作用。奇異果富含精氨酸，能有效改善血液循環，阻止血栓形成，對降低冠心病、高血壓、心肌梗死、動脈硬化等心血管疾病的發病率有特別功效。

❶ 食用奇異果應注意

1.優質奇異果外形規則，呈橢圓形，表面光滑無皺，果臍小而圓並向內收縮，果皮呈均勻的黃褐色，果毛細而不易脫落。

2.脾胃虛寒者應慎食。先兆性流產、月經過多和尿頻者忌食。奇異果性寒，易引起腹瀉，故不宜多食。

❶ 巧用奇異果來養生

1.健脾溫胃、生津調氣：奇異果去皮切片；鍋中加入約800毫升清水燒熱，加入白糖，煮至完全溶化；倒入橙汁、奇異果，拌勻，煮至沸騰即可。

2.生津解熱、止渴利尿：金銀花露100毫升，奇異果50克，白糖適量。鍋中加入約800毫升清水，加入白糖，煮至完全溶化；把切好的奇異果倒入鍋中，輕攪片刻，將糖水煮沸；倒入金銀花露，煮至沸騰即可。

食譜推薦 蘆薈奇異果汁

原料 蘆薈100克，奇異果100克

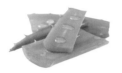

製作

1. 奇異果去皮切小塊，蘆薈洗淨切去兩側的葉刺，去皮，切小塊。
2. 將奇異果、蘆薈倒入榨汁機中，加適量礦泉水，榨取果汁即成。

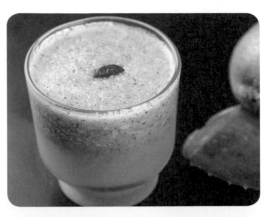

專家點評

奇異果和蘆薈都是治療便秘和美容養顏的佳品，本品可有效改善便秘，改善膚質。

食譜推薦 西瓜奇異果汁

原料 西瓜300克，奇異果100克

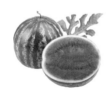

製作

1. 奇異果去皮切小塊，取西瓜果肉切小塊。
2. 將奇異果塊、西瓜倒入榨汁機，榨取果汁即成。

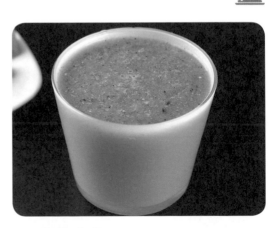

專家點評

能通利二便，軟化大便，促進大便排出，還可滋陰養顏，抗衰老。

無花果

促進消化、增進食欲

【適宜用量】每日30～150克

【適合症型】肺熱熾盛，大腸燥結

營養成分

蘋果酸、檸檬酸、脂肪酶、蛋白酶、水解酶

便秘為什麼吃無花果

無花果含有蘋果酸、檸檬酸、脂肪酶、蛋白酶、水解酶等，能幫助人體對食物的消化，促進食欲，又因其含有多種脂類，故具有潤腸通便的效果。

小無花果有大功效

無花果所含的脂肪酶、水解酶等有降低血脂和分解血脂的功能，可減少脂肪在血管內的沉積，進而起到降血壓、預防冠心病的作用。無花果含糖類、蛋白質、氨基酸、維生素、礦物質，及澱粉糖化酶、酯酶、蛋白酶和脂肪酶等有益於人體的活性成分；具有潤肺止咳、清熱潤腸的功效；適用於治療咳喘、咽喉腫痛、便秘、痔瘡等病症。

食用無花果應注意

未成熟無花果的乳漿中含有補骨脂素、佛柑內酯等活性成分；成熟無花果的果汁中可提取一種芳香物質苯甲醛，二者都具有防癌抗癌、增強抗病能力的作用，可預防多種癌症發生，延緩移植性腺癌、淋巴肉瘤的發展，促使其退化，且對正常細胞不會產生毒害。

巧用無花果來養生

1.養胃健脾、潤腸利咽：鮮板栗250克，排骨500克，胡蘿蔔1根，無花果30克，鹽1小匙。板栗入沸水中用小火煮約5分鐘，撈起剝膜；排骨斬段，放入沸水中汆燙，撈起洗淨；胡蘿蔔削皮，洗淨切塊；將所有材料放入鍋，加水沒過材料，用大火煮開，轉小火續煮30分鐘，加鹽調味即可。

2.補脾益胃，潤肺利咽，潤腸通便，治療肺燥咳嗽，便秘：無花果30克，粳米50克，冰糖適量。將粳米洗淨煮粥，八成熟時，放入去皮的無花果煮至粥熟，加入冰糖攪勻即可。

食譜推薦 # 無花果銀耳糖水

原料 水發銀耳50克，無花果3克

調料 冰糖25克

 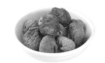

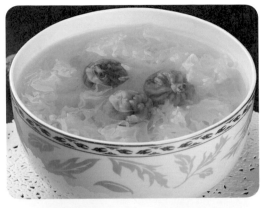

製作

1.銀耳洗淨去掉根部，切小塊。

2.鍋中倒入約800毫升清水，大火燒開，倒入洗好的無花果、銀耳，攪拌均勻，轉小火煮20分鐘至銀耳熟透，倒入適量冰糖，煮至冰糖完全溶化即成。

專家點評

富含天然特性膠質，可潤腸通便，還可潤膚，有祛除臉部黃褐斑、雀斑的功效。

 食譜推薦 # 無花果牛肉湯

原料 無花果20克，牛肉100克，薑片、枸杞、蔥花各少許

調料 鹽、雞粉各2克

 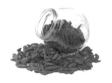

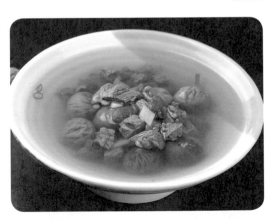

製作

1.牛肉洗淨切成丁。

2.鍋中注入適量清水，大火燒開，倒入牛肉，煮沸，撈去浮沫，倒入無花果，放入薑片，用小火煮40分鐘至食材熟透，加適量鹽、雞粉，撒上蔥花即成。

專家點評

含多種蛋白酶及食物纖維成分，能助消化，加快胃腸蠕動，促進排便。

腰果

潤腸通便，改善便秘

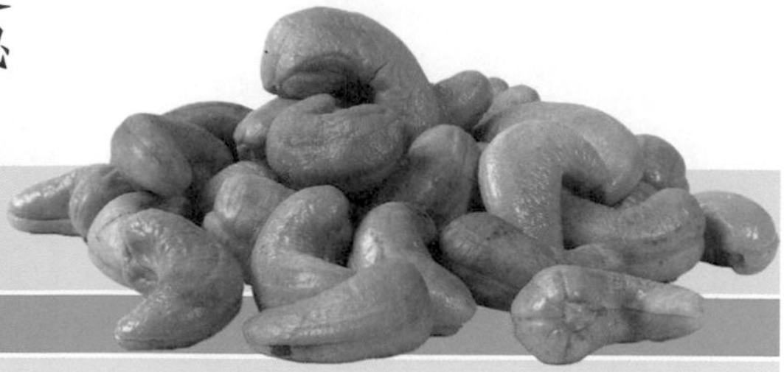

【適宜用量】每日10～15個
【適合症型】腎陽虛衰，大腸寒凝

營養成分

脂肪

⑪ 便秘為什麼吃腰果

腰果含豐富的油脂，可潤腸通便，改善便秘。

⑪ 小腰果有大功效

腰果補腦養血、補腎、健脾、下逆氣、止久渴；對食欲不振、心衰、下肢浮腫及多種炎症有顯著功效。腰果對夜盲症、乾眼病及皮膚角化有防治作用，能增強抗病能力、防治癌症。腰果還有豐富油脂，可潤腸通便、潤膚美容、延緩衰老。

⑪ 食用腰果應注意

1.外觀呈完整半月牙形、色澤白、飽滿、氣味香、油脂豐富、無蟲蛀、無斑點的腰果較好。乾燥保存即可。

2.煮腰果時應避免鍋蓋敞開而觸及蒸汽，否則有可能中毒。有過敏體質的人不宜吃腰果，恐有過敏反應，嚴重的吃一兩粒腰果就會引起過敏性休克。因腰果含油脂豐富，故不適合膽功能嚴重不良者食用。

---

⑪ 巧用腰果來養生

1.健腦補脾、補血益腎：粳米60克，薏米30克，何首烏、熟地黃、腰果、紅棗、冰糖各適量。粳米、薏米均泡發洗淨；何首烏、熟地黃洗淨，加水煮好，取汁待用；鍋中倒入煮好的汁，放入粳米、薏米，以大火煮開；加入紅棗、腰果、冰糖，煮至濃稠狀即可食用。

2.補腎壯陽，潤腸通便：萵筍200克，蝦仁、腰果仁各100克。萵筍洗淨，去皮切塊；蝦仁和腰果仁分別洗淨瀝乾；澱粉加水拌勻；鍋中倒油燒熱，加入腰果仁稍炸，加萵筍塊和蝦仁炒熟；放鹽和雞粉調味，倒澱粉水勾薄芡即可。

食譜推薦 西芹百合炒腰果

原料 西芹80克，鮮百合100克，腰果90克，胡蘿蔔少許

調料 鹽、雞粉、白糖各適量

製作

1. 西芹洗淨切段，胡蘿蔔去皮洗淨切片。
2. 熱鍋注油，燒至五成熱，倒入腰果，炸至變色撈出。
3. 鍋留底油，倒入適量清水，加少許鹽燒開，倒入西芹、鮮百合、胡蘿蔔，焯煮片刻撈出。
4. 熱鍋注油，倒入焯熟的材料翻炒片刻，加鹽、雞粉、白糖調味，用水澱粉勾芡，倒入腰果炒勻即成。

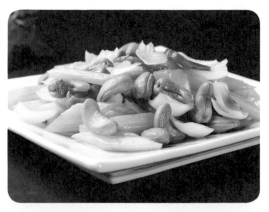

專家點評

能促進腸道蠕動，加快大便排出，增強免疫力，但胃潰瘍患者忌食。

食譜推薦 腰果鴨丁

原料 鴨脯肉200克，彩椒200克，腰果100克，薑片、蒜末、蔥段各少許

調料 鹽7克，雞粉4克，生抽、料酒、水澱粉、食用油各適量

製作

1. 洗淨食材，彩椒切丁。鴨脯肉切丁，醃漬約10分鐘。
2. 鍋中注水燒開，放食用油、鹽，倒入彩椒煮至斷生後撈出，瀝乾。
3. 熱鍋注油燒至三成熱，倒入洗淨的腰果炸至熟透後撈出，瀝乾油。
4. 鍋留底油，下薑片、蒜末、蔥段爆香，放入鴨肉丁炒至變色，淋入生抽、料酒，再倒入彩椒，加鹽、雞粉，水澱粉炒勻，再倒入炸好的腰果，拌勻即成。

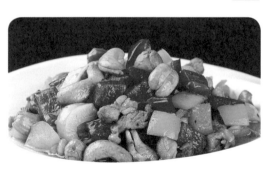

專家點評

可潤腸通便、滋養肌膚、延緩衰老，有效改善便秘導致的皮膚問題。

核桃 減少膽固醇吸收，潤腸通便

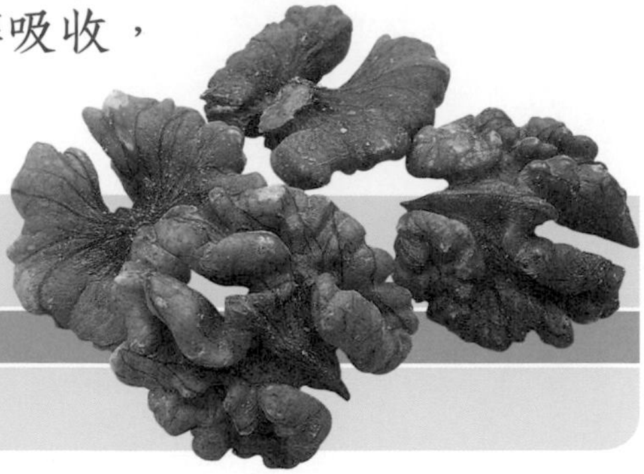

【適宜用量】每日5～10個
【適合症型】肺氣上逆，大腸氣滯

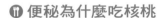
營養成分

不飽和脂肪酸、亞油酸

⑪ 便秘為什麼吃核桃

核桃富含不飽和脂肪酸，能減少腸道對膽固醇的吸收，能潤腸，治療便秘。

⑪ 小核桃有大功效

核桃仁具有滋補肝腎、強健筋骨之功效。核桃油的油酸、亞油酸等不飽和脂肪酸高於橄欖油，飽和脂肪酸含量極微，是預防動脈硬化、冠心病的優質食用油。核桃能潤肌膚、烏鬚髮，並有潤肺強腎、降低血脂的功效，長期食用還對癌症具有一定的預防效果。

⑪ 食用核桃應注意

1.應選個大、外形圓整、乾燥、殼薄、色澤白淨、表面光潔、殼紋淺而少者。帶殼核桃風乾後較易保存，核桃仁要用有蓋的容器密封裝好，放陰涼乾燥處，避免潮濕。

2.吃核桃仁時不要將表面的褐色薄皮剝掉，這樣會損失一部分營養。核桃仁油膩滑腸，泄瀉者慎食；核桃仁易生痰動風助火，痰熱喘嗽及陰虛有熱者忌食。

⑪ 巧用核桃來養生

1.滋陰補腎、益氣養血：乳鴿1隻，核桃仁70克，黑芝麻、紅棗各適量，鹽3克。乳鴿洗淨，沸水汆燙、沖淨瀝乾；黑芝麻洗淨，瀝乾碾碎備用；將乳鴿、紅棗放進瓦煲，注入適量清水，大火燒沸，放入核桃仁，小火煲1.5小時；加鹽調味，撒上黑芝麻即可。

2.活血補血，潤腸通便：山雞500克，核桃仁、瘦肉、當歸、薑、蔥、鹽各少許。山雞洗淨，除雜，切塊，汆去血水後撈出；瘦肉、核桃仁、當歸放入燉盅，加入清水；大火慢燉1小時後，調入鹽，轉小火燉熟即可。

食譜推薦 茶樹菇核桃仁炒肉

原料 水發茶樹菇70克，豬瘦肉120克，彩椒50克，核桃仁30克，薑片、蒜末各少許

調料 鹽、雞粉各2克，生抽4毫升，料酒5毫升，芝麻油2毫升，水澱粉7毫升，食用油適量

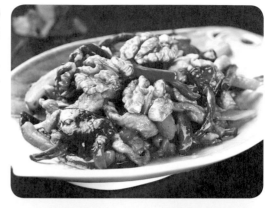

製作

1. 洗淨食材，茶樹菇去老莖，彩椒切條；豬瘦肉切條，醃漬10分鐘。
2. 鍋中注水燒開，放入茶樹菇、彩椒煮1分鐘，撈出瀝乾。熱鍋注油燒熱，放核桃仁炸香，撈出瀝油。
3. 鍋底留油，倒肉片炒至變色，放入薑片、蒜末，加茶樹菇和彩椒，放生抽、鹽、雞粉，淋水澱粉炒勻，撒上核桃仁即可。

專家點評

營養豐富，有益智健腦，益氣補血，潤腸通便，健脾補腎的作用。

食譜推薦 韭菜炒核桃仁

原料 韭菜200克，核桃仁40克，彩椒30克

調料 鹽、雞粉、食用油適量

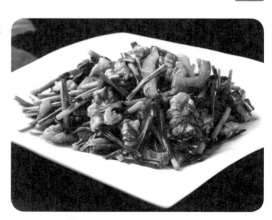

製作

1. 韭菜洗淨切段，彩椒洗淨去籽切粗絲。
2. 鍋中注水燒開，加少許鹽，倒入核桃仁，煮約半分鐘後撈出瀝乾。
3. 起油鍋，燒至三成熱，倒入核桃仁，略炸片刻撈出，瀝乾油。
4. 鍋底留油燒熱，倒入彩椒絲，大火爆香，放入切好的韭菜，翻炒幾下，加入少許鹽、雞粉，再放入炸好的核桃仁，快速翻炒即成。

專家點評

油脂含量豐富，韭菜中的粗纖維能潤滑腸壁，促進腸道蠕動，加快大便排出。

松子

促進腸蠕動，
潤滑腸道

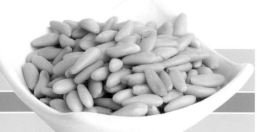

【適宜用量】每日20克
【適合症型】肝血不足，大腸失潤

營養成分

蛋白質、不飽和脂肪酸

便秘為什麼吃松子

松子仁中的油性成分具有很好的滑潤腸道作用，能促進腸道蠕動，加快大便排出，防止便秘。

小松子有大功效

松子仁含有油酸酯、亞油酸酯、蛋白質、揮發油、磷、鐵、鈣等營養成分。具有強腎補骨、滋陰養液、補益氣血、潤燥滑腸之功效，可用於肝腎陰虛所致的頭暈眼花、鬚髮早白、耳鳴咽乾、腰膝酸軟，及病後體虛、肌膚失潤、肺燥咳嗽、口渴便秘、自汗、心悸等病症。常食松子可強身健體，特別對老年體弱、腰痛、便秘、眩暈、小兒生長發育遲緩療效顯著。

食用松子應注意

1.挑選時要選顆粒豐滿、大而均勻、色澤光亮、乾燥者。置於通風乾燥處儲存。

2.膽功能嚴重不良及多痰患者應慎食。松子油性比較大，不宜大量進食，當零食吃效果比較好。松子存放時間長了會變味，變味的松子仁不宜食用。

巧用松子來養生

1.滋陰潤肺、潤腸通便：松子仁、豌豆、玉米粒、魚肉各200克，胡蘿蔔100克，鹽3克，料酒、澱粉各適量。魚肉洗淨，剁碎，加入料酒、鹽、澱粉，拌勻上漿；胡蘿蔔去皮，洗淨，切成丁；炒鍋倒油燒至四成熱，下入魚米滑散至成形後，出鍋瀝油；另起油鍋燒熱，倒入豌豆、胡蘿蔔粒、玉米粒、魚米、松子仁、水、鹽，翻炒均勻後裝盤即可。

2.潤腸通便、潤肺止咳：松子仁50克，粳米50克，蜂蜜適量。松子仁研碎，同粳米煮粥。粥熟後調入適量蜂蜜即可食用。早晨空腹及晚上睡前服。

松仁萵筍

原料 萵筍200克，彩椒80克，松仁30克，蒜末、蔥段各少許

調料 鹽3克，雞粉2克，水澱粉5毫升，食用油適量

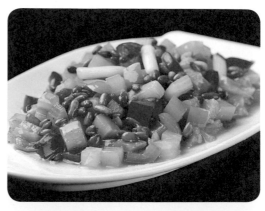

製作

1. 萵筍洗淨去皮切丁，彩椒洗淨去籽切丁。
2. 鍋中注水燒開，加鹽、食用油，倒入萵筍、彩椒丁，煮至食材斷生後撈出瀝乾。油鍋燒熱，放入松仁炸至呈微黃色，撈出，瀝乾油。
3. 鍋底留油，放入蒜末、蔥段爆香，倒入萵筍、彩椒略炒，加鹽、雞粉，淋入適量水澱粉炒勻，再撒上炸好的松仁即成。

專家點評

含豐富蛋白質、糖類及多種維生素和礦物質，還含有豐富的食物纖維，能防治便秘。

松仁炒韭菜

原料 韭菜120克，松仁80克，胡蘿蔔45克

調料 鹽、雞粉、食用油適量

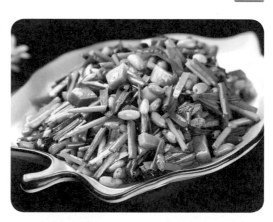

製作

1. 韭菜洗淨切段，胡蘿蔔去皮切小丁。
2. 鍋中注水燒開，加鹽，倒入胡蘿蔔丁，煮至斷生後撈出，瀝乾。
3. 炒鍋中注油燒熱，倒入松仁，略炸至松仁熟透後撈出，瀝乾油。
4. 鍋底留油燒熱，倒入胡蘿蔔丁、韭菜，加入少許鹽、雞粉，倒入松仁，快速翻炒一會兒，至食材熟透即成。

專家點評

含油脂和食物纖維，能防治便秘，常食能增進體力和促進血液循環。

芝麻

潤腸通便，
緩解便秘

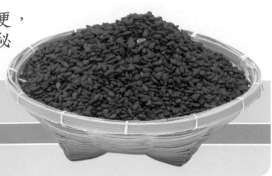

【適宜用量】每日30克左右為宜

【適合症型】肝血不足，大腸失潤

營養成分

鐵、鈣

⑪ 便秘為什麼吃芝麻

芝麻含油脂，對腸道有潤滑作用，可潤腸通便，緩解便秘。

⑪ 小芝麻有大功效

黑芝麻有益肝、補腎、養血、潤燥、烏髮、美容作用。黑芝麻中的植物性脂肪屬於亞油酸或亞麻酸等不飽和脂肪酸，有助降低膽固醇；蛋白質中的各種氨基酸則能強健血管、恢復體力、消除腦細胞疲勞，此外還有解酒護肝、預防脫髮、對抗神經衰弱等功效。

⑪ 食用芝麻應注意

1.色澤鮮亮、純淨，外觀大而飽滿，皮薄，嘴尖而小為佳。乾燥、密封貯藏。

2.慢性腸炎、脾虛便溏者忌食黑芝麻；男子陽痿、遺精者也應忌食。

⑪ 巧用芝麻來養生

1.清熱、養肝、明目：黑芝麻240克，桑葉200克，蜂蜜適量。桑葉洗淨烘乾研為末；黑芝麻搗碎加入桑葉末，加水煎40分鐘，加少量蜂蜜即可。

2.生津潤腸：熟黑芝麻、牛奶各適量，大米80克，白糖3克。大米泡發洗淨；鍋置火上，倒入清水，放入大米，煮至米粒開花；加牛奶、熟黑芝麻同煮至濃稠狀，調入白糖拌勻即可。

3.補脾健胃，生津益肺：紅棗20克，黑芝麻少許，大米100克，紅糖10克。紅棗去核洗淨；大米泡發洗淨；鍋置火上，注水後放入大米，用大火煮至米粒綻開；放入紅棗、黑芝麻，用小火煮至粥成，加紅糖調味即可。

芝麻球

原料 熟芝麻100克，蓮蓉150克，澄麵100克，糯米粉500克，豬油150克，白糖175克

調料 食用油適量

製作

1. 澄麵裝碗，用開水燙後靜置20分鐘後揉搓勻，製成麵團；蓮蓉搓條切小段。
2. 將部分糯米粉放在案板上，加入白糖，注水和勻。再分次加入餘下的糯米粉、清水拌勻，揉搓至純滑，放入澄麵團混勻，加入豬油，搓成長條，分成數個小劑。
3. 將小劑子壓成餅狀，放入蓮蓉，收緊口，揉搓成圓球狀，蘸上清水，滾上芝麻揉勻，製成芝麻球生坯。
4. 入鍋煎至呈金黃色即成。

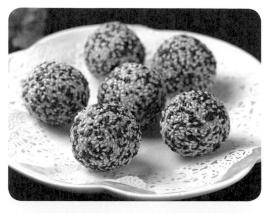

專家點評

能助潤滑腸壁，促進腸道蠕動，預防便秘，但心血管疾病患者不宜過多食用。

鮮奶芝麻糊

原料 鮮奶100毫升，芝麻粉15克

調料 白糖30克，水澱粉適量

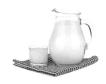 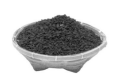

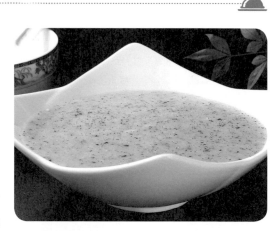

製作

1. 鍋中加水，大火燒開，將白糖倒入鍋中，煮至完全溶化，注入牛奶，攪勻，煮至沸騰。
2. 把芝麻粉倒入鍋中，淋入適量水澱粉攪成糊即成。

專家點評

含油脂及膳食纖維，能加速大便排出，乳糖能清除腸道內的垃圾。

豬瘦肉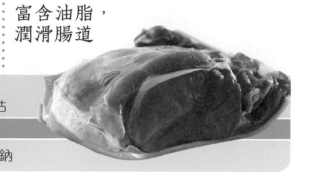

富含油脂，
潤滑腸道

【適宜用量】每天80～100克
【適合症型】肺陰不足，大腸津枯

營養成分

鐵（紅色瘦肉）、磷、鉀、鈉

⑪ 便秘為什麼吃豬瘦肉

豬肉所含動物性油脂有很好的潤滑腸道作用，能加快大便排出。

⑪ 小豬瘦肉有大功效

豬瘦肉具有補腎養血，滋陰潤燥之功效；主治熱病傷津、消渴羸瘦、腎虛體弱、產後血虛、燥咳、便秘、補虛、滋陰、潤燥，滋肝陰，潤肌膚，利二便和止消渴。豬肉煮湯飲下，可急補由於津液不足引起的煩躁、乾咳、便秘和難產。

⑪ 食用豬瘦肉應注意

1.買豬肉時仔細看表皮的毛根，如果毛根發紅即為病豬，毛根白淨則不是。

2.食用豬肉後不宜大量飲茶，因為茶葉的鞣酸會與蛋白質合成具有收斂性的鞣酸蛋白質，使腸蠕動減慢，延長糞便在腸道中的滯留時間，不但易造成便秘，還會增加有毒物質和致癌物質的吸收，影響健康。

3.瘦肉吃多了對人體健康也會產生危害，若把瘦豬肉作為日常膳食結構中主要的食物來源，會增加發生高脂血症、動脈粥樣硬化等心血管疾病的危險。

---

⑪ 巧用豬瘦肉來養生

1.防治貧血、月經不調：500克瘦肉洗淨切塊；30克當歸洗淨。將兩種材料放進鍋中，加適量水，大火煮沸，小火煎煮至熟，加鹽即可。

2.防治痔瘡、便秘：豬肉60克洗淨切塊；30克槐花洗淨。將槐花和豬肉一起放進鍋中，加適量水，大火煮沸，小火熬煮成湯即可。

3.防治慢性支氣管炎：豬肉100克洗淨切塊；60克無花果洗淨，去子切半。將食材放進碗中，加鹽和開水，放進鍋中隔水蒸熟即可。

食譜推薦 茶樹菇炒肉絲

原料 茶樹菇100克，青椒20克，瘦肉60克，薑片、蒜末、蔥白各少許

調料 鹽、雞粉、料酒、老抽、生抽、水澱粉、食用油各適量

製作

1. 洗淨食材，茶樹菇去根莖，青椒切細絲；瘦肉切絲，醃漬約10分鐘。
2. 鍋中倒水燒開，放食用油、鹽、茶樹菇煮約半分鐘，撈出瀝乾。
3. 起油鍋，倒入肉絲炒至變色，放入薑片、蒜末、蔥白、青椒快速翻炒；倒入焯好的茶樹菇，淋入料酒，加入鹽、雞粉、生抽，倒入適量水澱粉，炒熟即成。

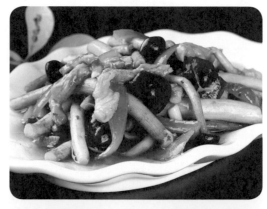

專家點評

可幫助消化，預防便秘，還可增強免疫力。

食譜推薦 山藥香菇瘦肉粥

原料 山藥180克，鮮香菇45克，瘦肉90克，水發大米150克，蔥花少許

調料 鹽4克，雞粉3克，芝麻油3毫升，水澱粉6毫升，食用油少許

製作

1. 瘦肉洗淨切薄片，加入適量鹽、雞粉、水澱粉、食用油拌勻，醃漬10分鐘。
2. 砂鍋中倒水燒開，倒入大米，煮沸後用小火續煮約30分鐘至大米成粥，放入山藥、香菇，煮約3分鐘至斷生，再下入瘦肉片，煮至沸騰，加入鹽、雞粉，淋入少許芝麻油，撒上蔥花拌勻即成。

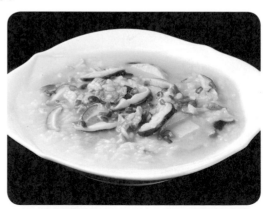

專家點評

山藥中含有的多種酶成分能幫助消化，促進通便，防治便秘。

豬腸

促進腸蠕動
防治便秘

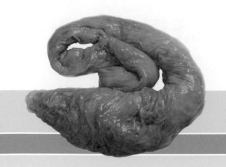

【適宜用量】煎湯，6~9克

【適合症型】脾胃不和，大腸失運

🍽營養成分

蛋白質、脂肪、鈣

🎐 便秘為什麼吃豬腸

豬腸用於輸送和消化食物，有很強的韌性，且不像豬肚那樣厚，還有適量的脂肪，能促進胃腸道蠕動，防止便秘。

🎐 小豬腸有大功效

豬腸有潤腸、祛風、解毒、止血的功效，能去下焦風熱、止小便頻數，主治腸風便血、血痢、痔漏、脫肛等症，還有潤燥、補虛、止渴的功效，可用於防治虛弱口渴、脫肛、痔瘡、便血、便秘等症。

🎐 食用豬腸應注意

1.豬腸常用來作為防治久瀉脫肛、便血、痔瘡的輔助食品，可用適當的藥物如槐花、枳殼納入腸中，紮好，煮熟後食用，但感冒患者及脾虛滑瀉者忌用。

2.新鮮豬腸呈乳白色，稍軟，有韌性、黏液。冷凍保存。

🎐 巧用豬腸來養生

1.防治便血、痔瘡：豬腸1條洗淨，再往豬腸裡塞進10克洗淨的槐花，兩頭紮緊，用米醋煮爛，搗和做丸，如梧桐子大，每次服50丸，以當歸酒服下。

2.防治習慣性便秘：豬腸切小段；海參泡發；火麻仁打碎，煎汁去渣。把豬腸、海參、麻仁藥汁一起入鍋，加水適量燉熟，細鹽、味精調味即可。

3.防治脫肛症：豬腸100克洗淨，馬齒莧洗淨，切小段，再往豬腸裡塞進馬齒莧，口紮緊，放進鍋中，加上精鹽燉爛即可。

4.防治腮腺炎：豬小腸用鹽和生粉洗淨，鮮蔥3根洗淨，往豬腸裡塞，然後將豬腸切成小段，入鍋用微火炒，加鹽和淘米水煮熟即可。

酸蘿蔔肥腸煲

原料 肥腸200克，酸蘿蔔200克，紅椒25克，薑片、蒜末、蔥段各少許

調料 豆瓣醬8克，番茄醬、鹽、料酒、水澱粉、食用油各適量

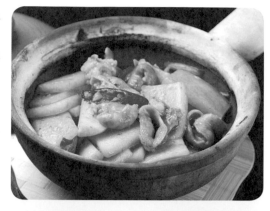

製作

1. 洗淨食材，酸蘿蔔、肥腸切小塊，紅椒切圈。鍋中注水燒開，倒肥腸煮約半分鐘，撈出瀝乾。
2. 起油鍋，放薑片、蒜末、蔥段爆香，再放入紅椒圈、肥腸，淋入料酒快速翻炒，放入豆瓣醬、番茄醬、酸蘿蔔，注入清水，再加鹽炒勻，倒水澱粉勾芡。
3. 將鍋中的食材盛入砂煲中，用大火續煮一會兒，至食材入味即成。

專家點評

富含蛋白質和適量脂肪，有潤腸通便、補脾益胃、生津止渴的作用。

豬腸白菜粥

原料 水發大米200克，粉腸150克，大白菜120克，薑片、蔥花各少許

調料 鹽、雞粉各4克，胡椒粉2克，料酒6毫升，芝麻油適量

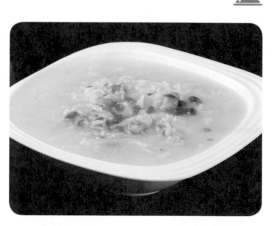

製作

1. 將洗淨的大白菜切成細絲，洗淨的粉腸切成小段，醃漬10分鐘。
2. 砂鍋中注水燒開，倒入洗淨的大米，煮沸後用小火煮約30分鐘至米粒熟軟，撒上薑片，放入白菜，轉大火煮至將沸時下入粉腸拌勻，改用中火煮約3分鐘至食材熟透。
3. 加鹽、雞粉、胡椒粉，淋入少許芝麻油，拌勻，撒上蔥花即成。

專家點評

可通便排毒，其含有豐富的維生素C、維生素E，有很好的護膚和養顏效果。

豬血

幫助排毒，
防治便秘

【適宜用量】每次50克
【適合症型】肝血不足，大腸失潤

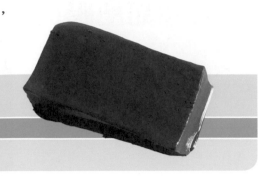

營養成分

蛋白質、鐵、維生素C

⑪ 便秘為什麼吃豬血

豬血中的血漿蛋白被人體內的胃酸分解後，產生一種能解毒、清腸的分解物，易將毒素排出體外，還可防治便秘。

⑪ 小豬血有大功效

豬血富含鐵，對貧血而面色蒼白者有改善作用，是排毒養顏的佳品；含有鈷，能防止人體內惡性腫瘤生長；含有維生素K，能促使血液凝固，有止血作用。

⑪ 食用豬血應注意

1.豬血一般呈暗紅色，較硬、易碎。切開豬血塊後，切面粗糙，有不規則小孔，有淡淡腥味。需放冰箱冷藏保存。

2.豬血不能過量食用，否則會造成鐵中毒，且會影響其他礦物質的吸收，所以除非特殊需要人群，一周建議食用不超過2次。

---

⑪ 巧用豬血來養生

1.防治便秘：500克菠菜洗淨切段，200克豬血洗淨切小丁。豬血先入鍋加水煮開，再加入菠菜稍煮，放入鹽、味精調味即可。

2.防治貧血：瘦肉洗淨切末，豬血洗淨切丁，粳米洗淨，放進鍋中，加適量水和瘦肉、豬血，大火煮沸，小火煮至粥成，加鹽調味即可。

3.幫助排除體內的汙物：豬血洗淨切小塊；熱油鍋，加上豬血，翻炒至熟，加上蔥花、鹽調味即可。

4.防治鈣質不足：將豬血和豆腐洗淨切塊，青菜洗淨切碎；鍋中注水煮沸後，加上蝦皮、鹽，再加上豆腐、青菜、豬血，小火慢慢煮熟即可。

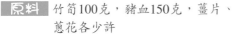 **竹筍豬血湯** ⋯⋯⋯⋯⋯⋯⋯⋯⋯⋯⋯⋯

| 原料 | 竹筍100克，豬血150克，薑片、蔥花各少許 |

| 調料 | 鹽、雞粉各6克，胡椒粉、食用油、芝麻油各適量 |

製作

1. 竹筍洗淨切絲，豬血洗淨切小方塊。
2. 鍋中加500毫升清水燒開，倒入竹筍，加鹽、雞粉，煮約1分鐘，撈出。
3. 鍋中另加清水燒開，加少許熟油、雞粉、鹽、薑片、竹筍，略煮，倒入豬血，煮約2分鐘，撒適量胡椒粉，拌勻，撒上蔥花即成。

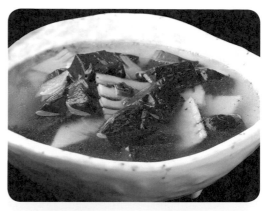

專家點評

有低脂肪、低糖、多纖維等特點，能促進腸道蠕動，幫助消化，去積食，防便秘。

 豬血腐竹粥 ⋯⋯⋯⋯⋯⋯⋯⋯⋯⋯⋯⋯

| 原料 | 豬血300克，水發腐竹120克，水發大米180克，薑絲、蔥花各少許 |

| 調料 | 鹽3克，雞粉、胡椒粉各少許，芝麻油4毫升 |

製作

1. 豬血洗淨切小塊。
2. 砂鍋中注水燒開，倒入洗淨的大米，淋入少許食用油拌勻，倒入洗淨的腐竹，煮沸後用小火煮約30分鐘至大米熟軟，撒上薑絲。
3. 倒入豬血，煮沸後再煮約4分鐘至食材熟透，加入鹽、雞粉，撒上胡椒粉，淋入芝麻油，撒上蔥花拌勻即成。

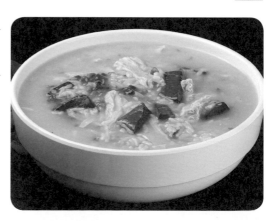

專家點評

經胃酸分解後能產生一種清除腸道內容物的物質，能潤滑腸壁，預防便秘。

鴨肉

潤滑腸道、通便排毒

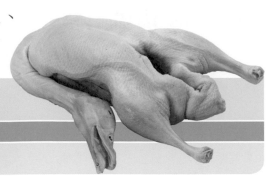

【適宜用量】每餐80克左右
【適合症型】肺陰不足，大腸津枯

營養成分

油脂、鉀

🍴 便秘為什麼吃鴨肉

鴨肉中的油脂要高於一般的肉禽，能潤滑腸道，具有很好的通便作用。

🍴 小鴨肉有大功效

鴨肉本身有一個非常突出的特點，就是涼補。有些老年人或者一些身體弱的人，虛不受補，導致上火等，但吃鴨肉不會導致上火，甚至有清虛火的作用。鴨肉中的脂肪不同於其他動物油，其各種脂肪酸的比例接近理想值，可降低膽固醇，對患動脈粥樣硬化的人尤為適宜。此外，鴨肉含鉀豐富，對心臟也有保護作用，是中老年朋友的健康選擇。

🍴 食用鴨肉應注意

1.鴨屁股上端長尾羽的部位，學名「腔上囊」，是淋巴腺集中的地方。因淋巴腺中的巨噬細胞可吞食病菌和病毒，即使是致癌物質也能吞食，但不能分解，故「腔上囊」是個藏汙納垢的地方，絕對不能吃。

2.對於素體虛寒，受涼引起的不思飲食、胃部冷痛，腹瀉清稀，腰痛、寒性痛經及肥胖、動脈硬化、慢性腸炎患者應少食；感冒患者不宜食用。

🍴 巧用鴨肉來養生

1.補腎固精、滋陰益氣：芡實200克，老鴨1隻，蔥、薑、鹽、料酒、味精各適量。將老鴨宰殺後，洗淨血水，鴨腹內放入洗淨的芡實，把鴨子放入砂鍋內，加水適量，以武火燒開，加入蔥、薑、料酒，改文火燉煮約2小時，至鴨肉熟爛即成。加些味精調料，吃肉喝湯即可。

2.補虛養身，滋陰潤肺：玉竹、沙參各50克，老鴨1隻，蔥、生薑、味精、精鹽各適量。將老鴨宰殺，整理乾淨，與沙參、玉竹同放入砂鍋內，加適量水，以武火燒沸，再小火燜煮1小時以上，使鴨肉熟爛，放調料即可，飲湯吃鴨肉。

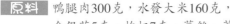 金銀花鴨肉粥

原料 鴨腿肉300克，水發大米160克，金銀花5克，枸杞7克，薑絲、蔥花各少許

調料 鹽、雞粉各3克，胡椒粉少許，芝麻油2毫升，料酒3毫升

製作

1. 洗淨的鴨腿肉切成小塊，醃漬約10分鐘。
2. 砂鍋中注水約800毫升，大火燒開，下入洗淨的枸杞、金銀花，倒入大米，攪拌幾下，撒上薑絲，再放入鴨塊，拌勻，大火燒開，改小火煮30分鐘至米粒熟軟。
3. 加鹽、雞粉，撒上少許胡椒粉，淋入芝麻油，撒上蔥花拌勻即成。

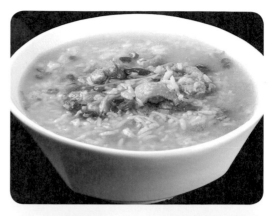

專家點評

可加速新陳代謝，促進排便，加速體內毒素排出，還可清熱解毒，也是美容佳品。

 玉米粒炒鴨肉

原料 鮮玉米粒150克，鴨肉100克，胡蘿蔔50克，薑片、蒜末、蔥白各少許

調料 雞粉3克，鹽6克，生抽4毫升，料酒、水澱粉、食用油適量

製作

1. 把去皮洗淨的胡蘿蔔切丁；洗淨的鴨肉切丁，醃漬10分鐘。
2. 熱鍋倒水燒開，加鹽，放玉米粒和胡蘿蔔，煮至食材斷生後撈出。
3. 起油鍋，放入薑片、蒜末、蔥白爆香，倒入鴨肉快速翻炒，淋入料酒炒至轉色，再倒入焯煮好的食材，翻炒食材至熟透，加雞粉、鹽，倒入少許水澱粉拌勻即成。

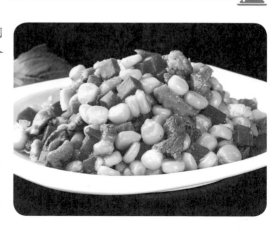

專家點評

含豐富的粗纖維和B族維生素，能增強機體代謝，促進胃腸蠕動，助消化。

牛奶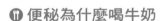

滋養腸道、
促進腸蠕動

【適宜用量】常用量約250～500克
【適合症型】脾胃不和，大腸失運

營養成分

蛋白質、鈣

⊕ 便秘為什麼喝牛奶

牛奶營養豐富也極易被人體吸收，能滋養腸道，促進腸道蠕動加快，從而達到通便的效果。

⊕ 小牛奶有大功效

牛奶富含維生素A，可使皮膚白皙有光澤；含有大量的維生素B_2可促進皮膚的新陳代謝；乳清對黑色素有消除作用，可防治多種色素沉著引起的斑痕；能為皮膚提供封閉性油脂；鈣最容易被吸收，且磷、鉀、鎂等多種礦物搭配也十分合理。具有補虛損、益肺胃、生津潤腸之功效；適用於久病體虛、氣血不足、營養不良、噎膈反胃、胃及十二指腸潰瘍、消渴、便秘。脫脂奶適合老年人、血壓偏高的人；高鈣奶適合中等及嚴重缺鈣的人、少兒、老年人、易怒、失眠及工作壓力大的女性食用。

⊕ 食用牛奶應注意

1.選新鮮、無雜味、色乳黃、味濃郁的牛奶為佳。冷藏保存。

2.牛奶不宜高溫久煮，只需加熱至70~90℃即可。牛奶不宜冰凍保存後食用，儲存溫度應控制在4~10℃之間。缺鐵性貧血、消化道潰瘍病、乳糖酸缺乏症、膽囊炎、胰腺炎患者不宜飲用牛奶；脾胃虛寒作瀉、痰濕積飲者慎服牛奶。

⊕ 巧用牛奶來養生

1.益智安神、美容豐胸：木瓜1個，牛奶1盒。用勺子將木瓜果肉刮成泥，在木瓜泥中淋上牛奶拌勻即可。

2.益智安神、降血脂：雞蛋1個，牛奶200毫升。雞蛋加糖打散，加入牛奶打勻，可以用漏網過一下篩；撇去泡泡，蓋上保鮮膜，放入蒸籠；小火燉10~15分鐘，待蛋液的中心凝結了即可。

食譜推薦 花生銀耳牛奶

原料 花生80克，水發銀耳150克，牛奶100毫升

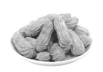

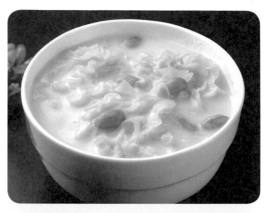

製作

1. 洗好的銀耳切小塊。
2. 砂鍋中注水燒開，放入洗淨的花生米，加入切好的銀耳，拌勻，燒開後用小火煮20分鐘，倒入牛奶，煮至沸即成。

專家點評

可潤滑腸壁，促進腸道蠕動，促進排便；還可軟化血管，預防高血壓。

食譜推薦 牛奶鯽魚湯

原料 淨鯽魚400克，豆腐200克，牛奶90毫升，薑絲、蔥花各少許

調料 鹽2克，雞粉少許

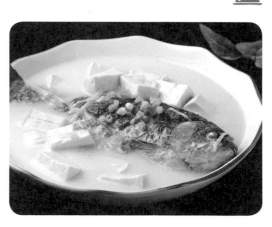

製作

1. 洗淨的豆腐切小方塊。
2. 起油鍋，放入處理乾淨的鯽魚，煎至兩面金黃，撈出待用。
3. 鍋中注水，大火燒開，撒上薑絲，放入鯽魚，加入少許雞粉、鹽，用中火煮約3分鐘，至魚肉熟軟，放入豆腐塊、牛奶，輕輕攪拌勻，用小火煮約2分鐘，撒上蔥花即成。

專家點評

有助清除腸道垃圾，促進排便，還有利於穩定血壓，適合高血壓病患者食用。

優酪乳 助有益菌生長，促進腸蠕動

【適宜用量】常用量100～300克

【適合症型】脾胃不和，大腸失運

🍽 營養成分

碳水化合物、脂肪、蛋白質

🎵 便秘為什麼吃優酪乳

優酪乳通過產生大量的短鏈脂肪酸，促進腸道蠕動及菌體大量生長，改變滲透壓而防止便秘。

🎵 小優酪乳有大功效

牛奶具有補虛損，益肺胃，生津潤腸之功效；用於久病體虛、氣血不足、營養不良、噯嗝反胃、胃及十二指腸潰瘍、消渴、便秘。優酪乳含有多種酶，能促進消化吸收；通過抑制腐生菌在腸道的生長，使肝臟和大腦免受毒素危害。

🎵 食用優酪乳應注意

1.不要選擇不凝固或凝塊不緊密、脆弱、乳清分離、稀湯狀的優酪乳。買低糖優酪乳或低脂優酪乳，即脂肪含量為1.0%～1.5%，蛋白質含量>2.3%的普通優酪乳也可以；注意不要買蛋白質含量>1.0%的，那不是真正的優酪乳。

2.胃酸過多的人不宜多喝優酪乳，胃腸道手術後的病人、腹瀉或其他腸道疾患的患者也不適合喝優酪乳。優酪乳切記不要空腹喝，因空腹時飲用優酪乳乳酸菌易被殺死，使保健作用減弱。飲用時不要加熱，否則有效益生菌會大量死亡，營養價值降低，味道也會改變。

🎵 巧用優酪乳來養生

1.潤腸通便，利尿消炎：優酪乳200毫升，火龍果、奇異果各1個，哈密瓜120克，柚子2瓣。水果去皮後切丁，放入大碗中淋上優酪乳拌勻，放進冰箱冷藏10分鐘，取出即可食用。

2.潤腸通便，美容養顏：鳳梨肉切小粒放鍋中，加糖煮到水分蒸發一些，再加入優酪乳拌勻；奇異果去皮切小粒，奶油乳酪放盆中，隔水加熱，攪拌順滑；將泡軟的吉利丁放入鳳梨中，攪拌到吉利丁融化；將櫻桃、奇異果倒入鳳梨中拌勻；將水果倒入奶油乳酪中拌勻，將拌好的材料裝入模具中，放入冰箱30分鐘即可。

果仁優酪乳

原料　巴旦木仁35克，腰果、核桃仁各40克，葡萄乾35克，優酪乳300毫升

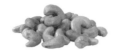

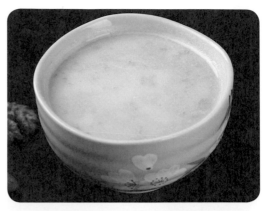

製作

1. 把果仁裝入調理機中磨成粉末。
2. 砂鍋中注水，放入葡萄乾，倒入牛奶，煮至沸，下果仁粉末，拌勻，略煮即成。

專家點評

可潤滑腸道，促進血液循環、降低膽固醇、穩定血壓，是中老年朋友的理想保健品。

蘆薈優酪乳

原料　蘆薈100克，優酪乳200毫升

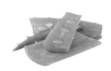

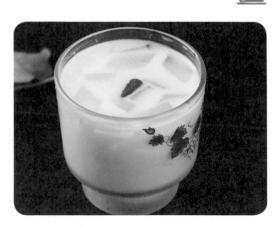

製作

1. 洗淨的蘆薈去除兩側葉刺，再去皮，將蘆薈肉切成小塊。
2. 把切好的蘆薈肉裝入杯中，倒入優酪乳，拌勻即可。

專家點評

能促進胃酸分泌，有助消化，同樣能軟化大便，促進排便。

鱈魚

通利腸胃，潤腸通便

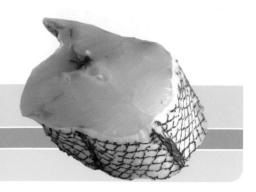

【適宜用量】每次90克左右

【適合症型】脾胃不和，大腸失運

🍽 營養成分

蛋白質、維生素、脂肪

⓫ 便秘為什麼吃鱈魚

鱈魚含有脂肪，可通利腸胃，起到潤腸通便的作用，便秘患者可適量食用。

⓫ 小鱈魚有大功效

鱈魚的肉、骨、鰾、肝均可入藥，鱈魚具有活血止痛、通便的功效，對於跌打損傷、腳氣、咯血、便秘、褥瘡、燒傷、外傷的創面及陰道、子宮頸炎等有一定的食療效果。鱈魚的肝油品質較高，具有抑制結核桿菌、迅速液化壞疽組織等功效。魚肉中含有豐富的鎂元素，對心血管系統有很好的保護作用，有利於預防高血壓、心肌梗死等心血管疾病。鱈魚肝油中營養成分的比例，正是人體每日所需要量的最佳比例。

⓫ 食用鱈魚應注意

1.一般市售的鱈魚都是切成塊狀的。新鮮鱈魚的魚肉略帶粉紅色，冰凍鱈魚的肉則為白色。魚身較為圓潤，肉質有彈性的比較好。可在鱈魚的表面抹上鹽，用保鮮膜包好，放入冰箱冷凍保存，這樣可較長時間保存。

2.油魚外形與鱈魚長得有些近似，但營養不能跟鱈魚相提並論，其中含有人體不能消化的蠟質，人體難以消化，多吃對身體無益，這種魚價格便宜，經常會有用油魚來冒充鱈魚的，所以購買鱈魚時應注意，不要貪圖便宜。

⓫ 巧用鱈魚來養生

1.防治食欲不振：將鱈魚洗淨，除雜，切成小塊；油鍋燒熱，將魚放進油鍋炸成金黃色，撈出；另起鍋，下番茄塊和鳳梨塊，再加上適量水和番茄醬，煮成糊狀之後，淋在鱈魚上即成。

2.防治跌打損傷：鱈魚洗淨，除雜，切大塊，放進油鍋中煎成兩面金黃色；另起鍋，放入煎好的鱈魚，加上醬油和味精、適量水，煮至熟即可。

食譜推薦 香菇蒸鱈魚

原料 鱈魚肉200克，香菇40克，泡小米椒15克，薑絲、蔥花各少許

調料 料酒4毫升，鹽、蒸魚豉油各適量

製作

1. 泡小米椒切碎；洗好的香菇切條；洗淨的鱈魚肉裝入碗中，放入適量料酒、鹽，拌勻，再加入香菇、小米椒碎、薑絲。
2. 將處理好的鱈魚放入燒開的蒸鍋中，用中火蒸至食材熟透，澆上少許蒸魚豉油，撒上蔥花即可。

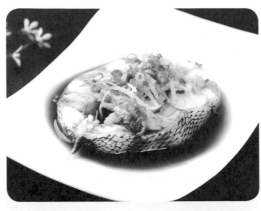

專家點評

營養豐富，可增強免疫力，且易於消化吸收，有利於通便排毒。

食譜推薦 四寶鱈魚丁

原料 鱈魚肉200克，胡蘿蔔150克，豌豆100克，玉米粒90克，鮮香菇50克，薑片、蒜末、蔥段少許

調料 鹽3克，雞粉2克，料酒5毫升，水澱粉、食用油各適量

製作

1. 洗淨食材，去皮的胡蘿蔔、香菇切丁；鱈魚肉切丁醃漬約10分鐘。
2. 豌豆、胡蘿蔔、香菇、玉米焯煮至斷生撈出；鱈魚丁滑油後撈出。
3. 起油鍋，放入薑片、蒜末、蔥段爆香，倒入焯過水的食材，用大火炒勻，再放入鱈魚丁，加鹽、雞粉、料酒，用中火炒至食材熟透，倒入適量水澱粉拌勻即成。

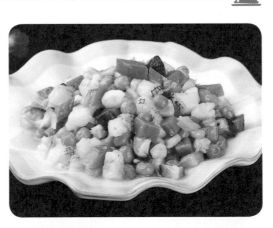

專家點評

含豐富的膳食纖維，能加快大便排出，還有利水消腫、緩解腎臟壓力等功效。

甲魚

益氣補虛，滋陰通便

【適宜用量】每次30克
【適合症型】腎陰虧損，大腸失潤

營養成分

蛋白質、脂肪、鈣、鐵

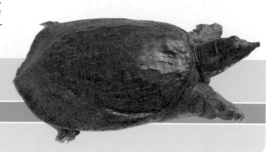

🍴 便秘為什麼吃甲魚

甲魚含蛋白質、脂肪、維生素A、維生素B_1、維生素B_2和維生素B_3、鈣、磷、鐵等成分，對便秘患者有食療作用。

🍴 小甲魚有大功效

甲魚具有益氣補虛、滋陰壯陽、益腎健體、淨血散結等功效，對降低血膽固醇、高血壓、冠心病有一定的輔助療效。甲魚含有多種維生素和微量元素，能夠增強身體的抗病能力及調節人體的內分泌功能，提高人體免疫功能，促進新陳代謝，增強抗病能力，有養顏美容和延緩衰老的作用。

🍴 食用甲魚應注意

1.甲魚含高蛋白質和脂肪，特別是它的邊緣肉裙部分還含有動物膠質，不容易消化吸收，一次不宜吃太多。

2.殺甲魚時，可將牠的膽囊取出，將膽汁與水混合，再塗於甲魚全身，稍等片刻，用清水把膽汁洗掉，就可以去除腥味。死掉的甲魚不能吃；煎煮過的鱉甲沒有藥用價值；孕婦吃甲魚會影響胎兒健康，痰食壅盛者慎食。

🍴 巧用甲魚來養生

1.防治肝腎虛損：甲魚1隻洗淨，除雜斬塊，放進鍋中，加上30克枸杞和山藥，15克女貞子和熟地黃，加水適量，大火煮沸，小火燉煮3小時，加鹽即可。

2.防治脾胃虛弱：甲魚300克洗淨，斬小塊，放進鍋中，加適量紅棗和桂圓，用大火煮沸，小火煮2小時，加鹽即可。

3.防治貧血：甲魚300克洗淨，斬塊，放進鍋中，加上15克枸杞，大火煮沸，小火熬煮2小時，加鹽即可。

食譜推薦 甲魚紅棗粥

原料 甲魚塊300克，紅棗7克，水發大米200克，薑片、蔥花各少許

調料 鹽3克，雞粉2克，料酒4毫升，食用油適量

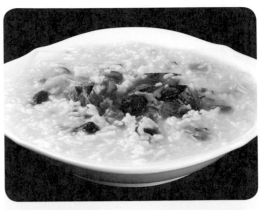

製作

1. 鍋中注水燒開，放入料酒，倒入甲魚塊，汆去血水，撈出，瀝乾。
2. 砂鍋中注水燒開，倒入甲魚塊，放入紅棗，撒上薑片，再倒入大米，淋少許食用油，攪拌幾下，煮沸後用小火煮30分鐘至食材熟透。
3. 加入鹽、雞粉，拌勻，撒上蔥花即成。

專家點評

能促進新陳代謝，助消化，促進大便排出，還可益氣補血，美容養顏。

食譜推薦 清燉甲魚

原料 甲魚塊400克，薑片、枸杞各少許

調料 鹽、雞粉各2克，料酒6毫升

製作

1. 鍋中注水燒開，淋入少許料酒，倒入甲魚塊，汆去血水，撈出瀝乾水分。
2. 砂鍋中注水，大火燒開，倒入甲魚塊，放入洗淨的枸杞、薑片，再淋入料酒，煮沸後轉小火煲煮約40分鐘，至食材熟透，加入鹽、雞粉，續煮片刻至入味即成。

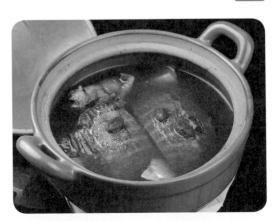

專家點評

有滋陰涼血、補益調中等作用，能滋潤腸壁，預防便秘。

海參：營養腸壁，改善腸道功能

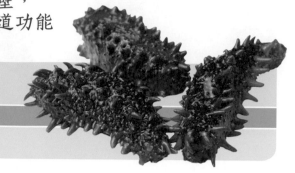

【適宜用量】每天80克

【適合症型】腎陽虛衰，大腸寒凝

營養成分

蛋白質、糖類、硒

⑪ 便秘為什麼吃海參

海參營養豐富，微量元素釩的含量居各種食物之首，可以參與血液中鐵的輸送，增強造血功能，滋養腸壁，改善腸道功能，從而起到通便的作用。

⑪ 小海參有大功效

海參具有補腎益精、滋陰健陽、補血潤燥、調經祛勞、養胎利產等陰陽雙補功效。長期服用可增強身體抵抗力，減少感冒，加強記憶力，改善睡眠情況。海參中含有的活性物質酸性多糖、多肽等能大大提高人體免疫力，抵抗各種疾病的侵襲；大量含有的硒能有效防癌抗癌。

⑪ 食用海參應注意

1.購買海參時要看海參的肉質和含鹽量。海參以參刺排列均勻為好，肉質肥厚，含鹽量低的為上品。

2.泡發海參時，不要沾染油脂、鹼、鹽，否則會妨礙海參吸水膨脹。發好的海參不能夠再冷凍，所以一次不宜發得太多。

⑪ 巧用海參來養生

1.防治便秘：海參30克；豬大腸100克洗淨、切塊；黑木耳30克。將海參和豬大腸一起放進鍋中，加適量水和黑木耳，大火煮沸，小火共同煮湯，加鹽和味精調味即可。

2.防治產後乳汁不足：100克海參洗淨，切塊；200克豬蹄洗淨，放進鍋中，加適量水、20克王不留行、15克當歸、30克黃芪，大火煮沸，小火煮成湯，加鹽即可。

3.防治高血壓：海參適量，除雜，洗淨，切塊，放進鍋中，加冰糖適量，大火煮沸，小火煮成湯，加鹽即可。

海參當歸粥

原料 荷蘭豆60克，當歸8克，金針菇100克，海參100克，水發大米180克，薑片、蔥花各少許

調料 鹽3克，雞粉2克，芝麻油3毫升，食用油適量

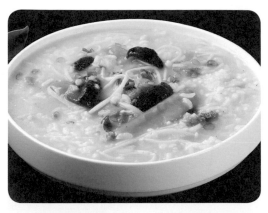

製作

1. 洗淨的海參切小塊。
2. 砂鍋注水燒開，倒入洗淨的大米，淋食用油，放入當歸拌勻，大火煮沸後，轉小火煮約30分鐘至米粒熟軟，倒入海參，用小火續煮約10分鐘至海參熟軟。
3. 放荷蘭豆、金針菇，續煮約3分鐘至食材熟透，放鹽，撒上薑片，加雞粉、芝麻油，撒上蔥花即成。

專家點評

荷蘭豆、金針菇都含有豐富的食物纖維，能加快腸道蠕動，促進排便。

蔥燒海參

原料 水發海參200克，大蔥70克，薑片、蒜末、蔥白各少許

調料 鹽7克，雞粉6克，白糖3克，蠔油5克，料酒10毫升，老抽、水澱粉、食用油各適量

製作

1. 食材洗淨，大蔥切成3公分段，海參切小塊。
2. 鍋中加水燒開，注少許食用油，加雞粉、鹽、料酒，倒入海參，用中火煮約3分鐘至入味，撈出，瀝乾。
3. 起油鍋，倒大蔥爆炒香，再放薑片、蒜末、蔥白炒勻，倒入海參，淋入料酒，轉小火，加鹽、雞粉、白糖，淋老抽，加清水煮沸。
4. 放入蠔油，轉大火收乾湯汁，倒入少許水澱粉拌勻即成。

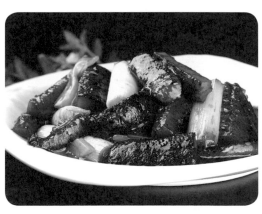

專家點評

可助消化，促排便，還可滋補腎虛，也適合癌症病人手術後及放療化療後食用。

177

鮑魚

潤燥利腸，促進排便

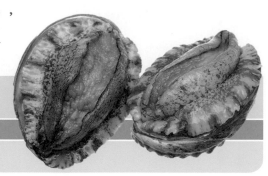

【適宜用量】每次1個

【適合症型】肝火熾熱，大腸受灼

🍽 營養成分

鈣、鐵、碘和維生素A

🍴 便秘為什麼吃鮑魚

鮑魚具有滋陰補養功效，是一種補而不燥的海產品，有調經、潤燥利腸之效，可治月經不調、大便秘結等疾患。

🍴 小鮑魚有大功效

鮑魚含有豐富的蛋白質，還含有較多的鈣、鐵、碘和維生素A等營養元素，另有一種被稱為「鮑素」的成分，能破壞癌細胞必需的代謝物質。中醫稱鮑魚功效可平肝潛陽、解熱明目、止渴通淋；主治肝熱上逆、頭暈目眩、骨蒸勞熱、青肓內障、高血壓眼底出血等症。

🍴 食用鮑魚應注意

1.鮑魚以個體均勻、個大、橢圓形、體潔淨，背面凸起，肉厚，紫紅色有黃色，有光澤，味香鮮，乾貨表面有白霜為上品。

2.痛風患者及尿酸高者不宜吃鮑肉，只宜少量喝湯；感冒發燒或陰虛喉痛的人不宜食用；素有頑癬痼疾之人忌食。

3.鮑魚應選軟硬適度的，咀嚼起來有彈牙的感覺，伴有魚的鮮味，入口軟嫩柔滑，香糯黏牙。鮑魚切忌過軟或過硬，過軟如同吃豆腐，過硬如同嚼橡皮筋，都難以品嘗到鮑魚真正的鮮美味道。

🍴 巧用鮑魚來養生

1.滋陰清熱：鮑魚60～120克，加水煮湯，放食鹽少許調味。一日分2次服食。

2.補肝益精明目：鮑魚、石決明（打碎）、枸杞子各30克，菊花10克。加水適量，煎湯飲。

蒜蓉粉絲蒸鮑魚

原料 鮑魚150克，水發粉絲50克，蒜末、蔥花各少許

調料 鹽2克，雞粉少許，生粉8克，生抽、芝麻油、食用油各適量

製作

1. 粉絲洗淨切小段；鮑魚的肉和殼分開，清洗乾淨；蒜末倒碗中，加鹽、雞粉、生抽、食用油、生粉、芝麻油拌匀，製成味汁。
2. 取蒸盤，擺上鮑魚殼。再將鮑魚肉放入殼中，把切好的粉絲放在鮑魚肉上，再放入味汁。
3. 蒸鍋上火燒開，放入蒸盤，蒸至全部食材熟透，撒上蔥花，淋上少許熱油即成。

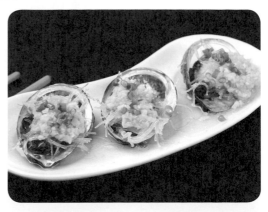

專家點評

可滋陰補虛，止渴解渴，潤滑腸道，促進胃腸蠕動，加快大便排出。

 鮑魚參杞粥

原料 水發大米160克，鮑魚肉80克，黨參13克，枸杞5克，薑片、蔥花各少許

調料 鹽、雞粉各3克，芝麻油2毫升，料酒3毫升

製作

1. 鮑魚肉洗淨切小塊，醃漬約10分鐘。
2. 砂鍋注水燒開，倒入大米拌匀，再放入黨參、枸杞，大火煮沸後轉小火煮約30分鐘至散發出藥香味。
3. 倒入醃好的鮑魚肉，用小火續煮約5分鐘至全部食材熟透，加鹽、雞粉，淋入少許芝麻油，拌匀，撒上蔥花即成。

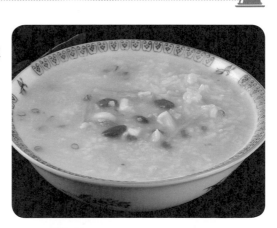

專家點評

富含蛋白質和多種人體必需的氨基酸，具有調經止痛、潤腸通便、清熱潤燥等功效。

海帶

促進腸道蠕動，
加速排便

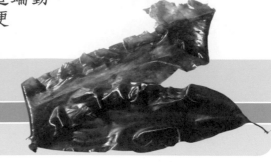

【適宜用量】每餐15克
【適合症型】脾胃積熱，大腸燥結

營養成分

碘、砷

便秘為什麼吃海帶

海帶含有豐富的膳食纖維，能促進腸道蠕動，加快大便排出。

小海帶有大功效

海帶能化痰、軟堅、清熱、降血壓、防治夜盲症、維持甲狀腺正常功能。海帶還能抑制乳腺癌的發生。另外，海帶沒有熱量，對於預防肥胖症頗有益；海帶含碘和碘化物，有防治缺碘性甲狀腺腫的作用；海帶氨酸及鉀鹽有降壓作用；藻膠酸和海帶氨酸有降血清膽固醇的作用。海帶中的砷是機體的微量元素，在人體細胞代謝中起一定作用。

食用海帶應注意

1.質厚實、形狀寬長、身乾燥、色淡黑褐或深綠、邊緣無碎裂或黃化現象的海帶品質較優。將乾海帶剪成長段，洗淨，用淘米水泡上，煮30分鐘，放涼後切成條，分裝在保鮮袋中放入冰箱冷藏。

2.食用前，應先將海帶洗淨之後再浸泡，然後將浸泡的水和海帶一起下鍋做湯食用，這樣可避免溶於水中的甘露醇和某些維生素被丟棄，從而保存了海帶中的有效成分。為保證海帶鮮嫩可口，用清水煮約15分鐘即可，時間不宜過久。

巧用海帶來養生

1.防治皮膚濕毒瘙癢：海帶50克，洗淨，切條狀，浸泡10分鐘；綠豆50克，洗淨，用清水泡10分鐘，放進鍋中，加適量水，大火煮沸，小火煮至開花，再加上海帶煮4分鐘，拌入紅糖50克，調勻即可。

2.防治高血壓、高血脂：海帶30克，洗淨，浸泡10分鐘；冬瓜100克洗淨，去皮去子，切塊；苡仁30克，洗淨；把全部材料一起放進鍋中，加適量水，熬煮成湯。

食譜推薦 蓮藕海帶燒肉

| 原料 | 蓮藕200克，海帶100克，豬腱肉200克，八角6克，薑片、蔥段各少許 |
| 調料 | 白糖4克，水澱粉6毫升，生抽、老抽、料酒、食用油適量 |

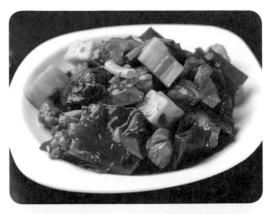

製作

1. 蓮藕洗淨切丁，海帶切段，豬腱肉洗淨切丁。
2. 鍋中注水燒開，放海帶、藕丁，倒白醋，煮1分鐘後撈出瀝乾。
3. 起油鍋，放薑片、蔥段、八角爆香，倒入肉丁炒至變色，加料酒、生抽、老抽、白糖炒勻，倒適量清水煮沸，加焯過水的食材炒勻，小火燜20分鐘至入味；大火收汁，倒水澱粉，放蔥段即可。

專家點評

可抗凝血，預防血栓形成，助降血壓，含有的膳食纖維還能促進排便。

食譜推薦 芹菜拌海帶絲

| 原料 | 水發海帶100克，芹菜梗85克，胡蘿蔔35克 |
| 調料 | 鹽3克，芝麻油5毫升，涼拌醋10毫升，食用油少許 |

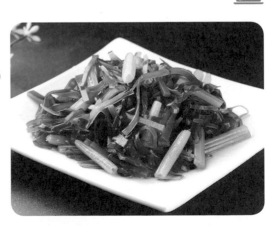

製作

1. 芹菜梗洗淨切小段，胡蘿蔔洗淨去皮切絲，海帶洗淨切粗絲。
2. 鍋中注水燒開，加少許鹽、食用油，倒入海帶絲、胡蘿蔔絲、芹菜梗，攪拌勻，煮2分鐘後撈出，瀝乾水分。
3. 把焯煮過的食材裝入碗中，加適量鹽、少許涼拌醋，淋入適量芝麻油拌勻即成。

專家點評

粗纖維含量極為豐富，能促進腸道蠕動，加快大便排出，預防便秘。

紫菜

促進排便，保持腸道健康

【適宜用量】每次15克
【適合症型】脾胃不和，大腸失運

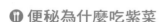 **營養成分**

蛋白質、多糖、碘

🍴 便秘為什麼吃紫菜

紫菜中1/5的營養成分是膳食纖維，可促進排便，將有害物質排出體外，保持腸道健康。

🍴 小紫菜有大功效

紫菜具有化痰軟堅、清熱利水、補腎養心的功效。紫菜含豐富的鈣、鐵元素，可使兒童、老人的骨骼、牙齒得到保健。紫菜營養豐富，其中含碘量很高，可用於治療因缺碘引起的甲狀腺腫大。紫菜有軟堅散結功能，對其他鬱結積塊也有用途；維生素B$_{12}$有活躍腦神經，預防衰老和記憶力衰退，改善憂鬱症之功效。

🍴 食用紫菜應注意

1.以色澤紫紅、無泥沙雜質、乾燥的紫菜為佳。存放於乾燥處即可。若紫菜在涼水浸泡後呈藍紫色，說明在乾燥、包裝前已被有毒物質污染，這種紫菜不能食用。

2.紫菜做湯時，要最後再下並立即起鍋，以免紫菜燒煮時間過長而損失營養。

🍴 巧用紫菜來養生

1.防治咳嗽、嘔吐臭痰：紫菜適量，放口中乾嚼，徐徐嚥下；或研末，每次3克，一日兩次，蜂蜜開水送服，或用蜂蜜煉為丸，每次6克。

2.防治淋巴結核：紫菜10克，洗淨，放進鍋中，加適量水，小火慢慢煎，一日兩次服；或用紫菜泡湯，每日當菜佐食，連食一兩個月。

3.防治甲狀腺腫大：紫菜30克，蘿蔔500克，陳皮一片，水煎服；或用紫菜60克，黃藥子30克，高粱酒500克，浸泡十天，每日兩次，適量飲服。

紫菜雞蛋枸杞粥

原料 水發紫菜100克，水發大米180克，雞蛋1個，枸杞3克，薑絲、蔥花各少許

調料 鹽、雞粉、食用油適量

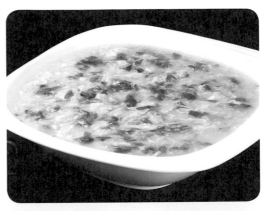

製作

1. 雞蛋打成蛋液。
2. 砂鍋注水燒熱，放入枸杞，倒入大米，淋少許食用油，用大火燒開後轉小火煮30分鐘至米粒熟軟。
3. 撒上薑絲，下入泡發洗淨的紫菜，攪拌勻，轉大火加熱，煮沸後加適量鹽、雞粉，再慢慢地倒入蛋液，攪勻，再撒上少許蔥花即可。

專家點評 甘露醇有利於保護肝臟，豐富的纖維素成分能促進通便。

紫菜魚片粥

原料 水發大米180克，草魚片80克，水發紫菜60克，薑絲、蔥花各少許

調料 鹽、雞粉各3克，胡椒粉、料酒、水澱粉、食用油各適量

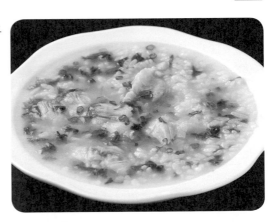

製作

1. 草魚片加鹽、雞粉、料酒、水澱粉、食用油拌勻，醃漬約10分鐘。
2. 砂鍋注水燒開，倒入洗淨的大米，煮沸後用小火煮約30分鐘，至米粒變軟，倒入紫菜，撒上薑絲，放鹽、雞粉、胡椒粉，拌勻，再倒入魚肉片，用大火續煮一會兒至食材熟透，撒上蔥花即成。

專家點評 能增強機體代謝，加速體內代謝廢物排出，通便排毒。

橄欖油

潤滑腸道，有效緩解便秘

【適宜用量】每天約25克

【適合症型】脾胃不和，大腸失運

營養成分

ω-3脂肪酸、多酚、多糖

ⓐ 便秘為什麼吃橄欖油

橄欖油有潤腸功能，長期食用可有效緩解便秘。

ⓐ 小橄欖油有大功效

橄欖油可降血脂、血糖，治療腸胃疾病，減少動脈血栓形成。特別是對老年人、高血壓及心臟病患者尤為有益。橄欖油能防止動脈硬化及動脈硬化併發症、高血壓、心臟病、心力衰竭、腎衰竭、腦出血；還有減少胃酸、阻止發生胃炎及十二指腸潰瘍等病的功能；並可刺激膽汁分泌，激化胰酶的活力，使油脂降解，被腸黏膜吸收，以減少膽囊炎和膽結石的發生。橄欖油還能提高生物體的新陳代謝功能及美容作用。

ⓐ 食用橄欖油應注意

1.選擇油體透亮，濃，呈淺黃、黃綠、藍綠、藍、直至藍黑色，有果香味的橄欖油。保存時要避免強光照射、避免高溫，勿放入一般的金屬器皿保存。

2.菌痢患者、急性腸胃炎患者、腹瀉者及胃腸功能紊亂者不宜多食。

ⓐ 巧用橄欖油來養生

1.健胃消食，生津止渴，潤腸通便：熟玉米粒150克，番茄2個，熟雞蛋2個，橄欖油適量。熟雞蛋切丁；番茄洗淨煮爛；用橄欖油熱鍋，加入玉米、番茄、雞蛋，煮5分鐘即可。

2.清熱解毒，降血壓：木耳菜500克，橄欖油適量，蒜末少許，鹽適量。木耳菜只要頂部和完好的葉子，洗淨，入加了一勺鹽的沸水焯燙一下，撈出過冷水，充分冷卻，瀝乾水分；熱鍋內加入橄欖油、蒜末，爆炒1分鐘後關火；加入木耳菜拌勻即可。

食譜推薦 橄欖油蒜香蟹味菇

原料 蟹味菇200克，彩椒40克，蒜末、黑胡椒粒各少許

調料 鹽3克，橄欖油5毫升，食用油適量

製作

1. 彩椒洗淨切粗絲。
2. 鍋中注水燒開，加入少許鹽、食用油，放入洗淨的蟹味菇，彩椒絲，煮約1分鐘後撈出，瀝乾水分。
3. 將焯煮熟的食材裝入碗中，加少許鹽，撒上蒜末，倒入適量橄欖油，拌勻，撒上黑胡椒粒即成。

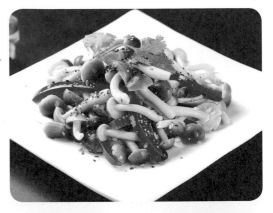

專家點評

含纖維素成分，能預防便秘；還能有效降低膽固醇，預防高脂血症。

食譜推薦 橄欖油蔬菜沙拉

原料 鮮玉米粒90克，聖女果120克，黃瓜100克，熟雞蛋1個，生菜50克

調料 沙拉醬10克，白糖7克，涼拌醋、鹽、橄欖油3毫升

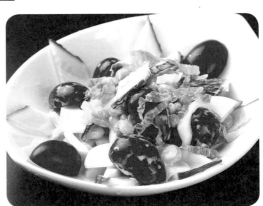

製作

1. 黃瓜洗淨切片，生菜切碎，聖女果對半切開；熟雞蛋剝殼，取蛋白切小塊。
2. 鍋中注水燒開，倒入玉米粒，煮半分鐘至斷生撈出，瀝乾。
3. 取適量黃瓜片擺盤。玉米粒裝碗中，放入聖女果、黃瓜、蛋白，加沙拉醬、白糖、涼拌醋，放入鹽、橄欖油調勻，裝盤撒上生菜即可。

專家點評

含纖維素和不飽和脂肪酸，能刺激膽汁分泌，促進腸道蠕動，助消化，助排便。

蜂蜜：改善血液循環，滋養腸道

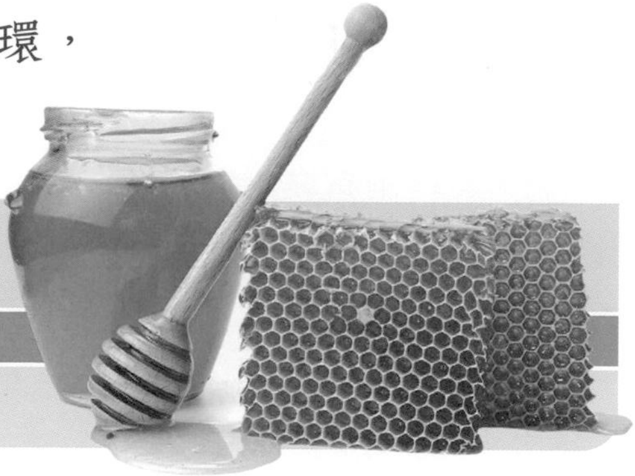

【適宜用量】常用量約20克
【適合症型】肝經受寒，大腸失司

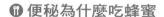

營養成分

葡萄糖、維生素、礦物質、氨基酸

⑪ 便秘為什麼吃蜂蜜

蜂蜜中所含的氨基酸能改善血液循環，滋養腸道，促進腸道蠕動，加快大便排出。

⑪ 小蜂蜜有大功效

蜂蜜營養豐富，含多種無機鹽和維生素、鐵、鈣、銅、錳、鉀、磷等多種有機酸和有益人體健康的微量元素，及果糖、葡萄糖、澱粉酶、氧化酶、還原酶等，具有滋養、潤燥、解毒、美白養顏、潤腸通便之功效，對少年兒童咳嗽治療效果很好，能改善血液成分，促進心腦和血管功能、促進睡眠、保護肝臟。

⑪ 食用蜂蜜應注意

蜂蜜不適宜糖尿病患者、脾虛瀉泄及濕阻中焦的脘腹脹滿、苔厚膩者、嬰兒食用。夏秋季節不宜食生蜂蜜。食用時以溫開水沖服即可，不能用沸水沖，更不宜煎煮。蜂蜜不能盛放在金屬器皿中，以免增加蜂蜜中重金屬的含量。

⑪ 巧用蜂蜜來養生

1.補中潤燥，緩急解毒：玉米、百合、蜂蜜各20克，大米100克，白糖4克。玉米、百合清淨；大米泡發洗淨；鍋中注水置火上，放入大米、玉米、百合，用大火煮至米粒綻開，改用小火煮至粥成濃稠狀，調入白糖攪勻即可。

2.清熱生津，除煩止渴：奇異果60～120克，去皮，搗爛，加蜂蜜適量，煎熟食；亦可加水煎湯服用。

3.改善精神不振、心悸症狀：葡萄50克，西米50克，冰牛奶、蜂蜜、蜜豆各適量。葡萄剝皮去子；鍋中注適量水煮沸，下西米，不斷攪動煮至透明，撈出浸涼水瀝乾，倒入冰牛奶中。調入蜂蜜，加蜜豆、葡萄即可。

食譜推薦 檸檬蜂蜜綠茶

原料 檸檬片45克，綠茶10克

調料 蜂蜜30毫升

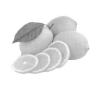 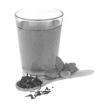

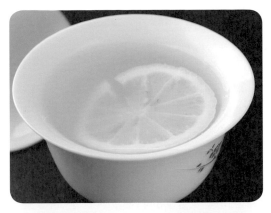

製作

1. 砂鍋中注水燒開，放入備好的檸檬片，加入綠茶，拌勻，煮1分鐘。
2. 把煮好的茶水盛出，濾入杯中，加入蜂蜜調勻即可。

專家點評

蜂蜜及酸性成分能幫助消化，促進胃腸蠕動，加快大便排出。

食譜推薦 蜜蒸白蘿蔔

原料 白蘿蔔350克，枸杞8克

調料 蜂蜜50克

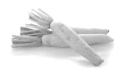 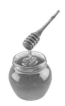

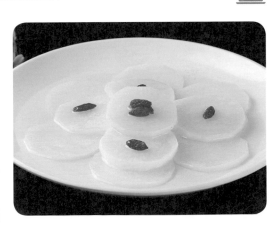

製作

1. 白蘿蔔洗淨去皮切片。
2. 取一個乾淨的蒸盤，放上切好的白蘿蔔，再撒上洗淨的枸杞。
3. 蒸鍋上火燒開，放入蒸盤，用大火蒸約5分鐘，至白蘿蔔熟透，趁熱澆上蜂蜜即成。

專家點評

含有的澱粉酶和蔗糖酶能幫助消化，促進胃腸蠕動，加快大便排出。

芝麻油

富含油脂，
潤滑腸道

【適宜用量】常用量約20克

【適合症型】肝經受寒，大腸失司

營養成分

油脂、維生素E

🍴 便秘為什麼吃芝麻油

芝麻油含大量的油脂，有很好的潤腸通便作用，對便秘有一定的預防和治療作用。習慣性便秘患者，早晚空腹喝一口芝麻油，能潤腸通便。

🍴 小芝麻油有大功效

芝麻油濃郁的香氣，對消化功能已減弱的中老年人來說，不僅可增進食欲，更有利於營養成分的吸收。芝麻油本身的消化吸收率也較高，可達98%，同時芝麻油中含豐富的維生素E，具有促進細胞分裂和延緩衰老的功能。中老年人久用芝麻油，還可預防脫髮和過早出現白髮。芝麻油對軟化血管和保持血管彈性均有良好效果，其豐富的維生素E有利於維持細胞膜的完整和功能正常，也可減少體內脂質的積累。常喝芝麻油能增強聲帶彈性，使聲門張合靈活有力，對聲音嘶啞、慢性咽喉炎有良好的恢復作用。

🍴 食用芝麻油應注意

1.患有菌痢、急性胃腸炎、腹瀉等病症者忌多食芝麻油。

2.純正的小磨芝麻油呈紅銅色，清澈，香味撲鼻。

3.將新鮮的芝麻油裝入一個小口玻璃瓶內，按500克芝麻油放1克鹽的比例放入鹽，蓋緊瓶蓋，不斷搖動，待鹽化後，放在暗處。3日後，將芝麻油倒入暗色玻璃瓶內，勿用橡膠塞，置避光處隨吃隨倒即可。

🍴 巧用芝麻油來養生

清熱潤肺，化痰止咳：白蘿蔔250克，梨100克，生薑3克，芝麻油10克，精鹽適量，味精少許。將梨去皮、去核，切絲；薑切成末；蘿蔔切絲，在沸水中焯一下，瀝乾水分攤涼；加入梨絲、薑絲、芝麻油、精鹽、味精，拌勻即可。

食譜推薦 涼拌萵筍

原料 萵筍100克，胡蘿蔔90克，黃豆芽90克，蒜末少許

調料 鹽3克，雞粉、白糖、生抽、陳醋、芝麻油、食用油各適量

製作

1. 胡蘿蔔洗淨去皮切細絲，萵筍洗淨去皮切絲。
2. 鍋中注水燒開，加入少許鹽、食用油，倒入胡蘿蔔絲、萵筍絲、黃豆芽，煮約2分鐘後撈出，瀝乾水分。
3. 將焯煮好的食材裝入碗中，撒上蒜末，加入少許鹽、雞粉、白糖，淋入適量生抽、陳醋，再加芝麻油拌勻即成。

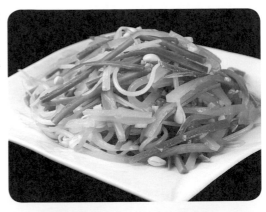

專家點評

含B族維生素和膳食纖維，能促進腸道蠕動，加快大便排出，預防便秘。

食譜推薦 涼拌海蜇絲

原料 水發海蜇150克，青椒、紅椒各15克，蒜末、蔥花各少許

調料 鹽2克，雞粉、生抽、芝麻油、料酒各適量

製作

1. 紅椒、青椒洗淨去籽，切細絲。
2. 鍋中注水煮沸，淋入少許料酒，倒入海蜇，煮半分鐘，再倒入青椒、紅椒，汆煮至食材斷生後撈出，瀝乾水分。
3. 取一個乾淨的大碗，放入汆煮好的食材，再倒入蒜末、蔥花，加入鹽、雞粉，淋入生抽、芝麻油，拌勻即成。

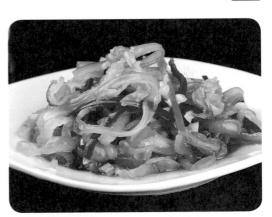

專家點評

含有辣味素，能促進胃液和唾液的分泌，幫助消化，促進腸道蠕動，預防便秘。

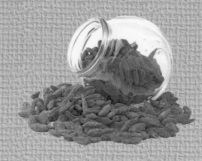

枸杞

肝腎不足便秘者的調理品

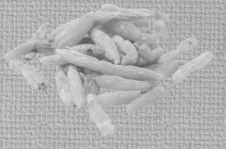

麥冬

滋陰生津的通便藥材

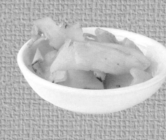

玉竹

養陰潤燥的通便藥材

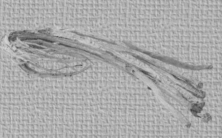

黨參

氣虛便秘者的調理之品

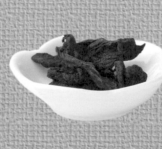

肉蓯蓉

津傷便秘者的調理佳品

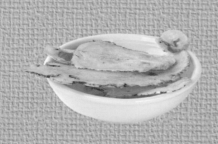

當歸

血虛腸燥便秘者的調理佳品

第3章

藥材通便功效大，調理腸胃全靠它！

　　便秘是種很常見的疾病，但不能等閒視之，長期便秘對人體危害甚大。便秘多是因為大腸肌肉缺乏彈性、蠕動能力變差，以致糞便移動緩慢，無法順利排出而導致。飲食多精良，缺少粗纖維食物、辦公室久坐不動、飲水不足、沒有良好的排便習慣、過度勞累、精神緊張等因素及一些肛腸疾病等也都會引起或加重便秘。當糞便在腸道中停留的時間越久，水分就會更多地被大腸吸收，糞便越來越硬，讓排便難上加難。

　　中醫治療便秘有獨特的理論和實踐基礎，根據傳統中醫學「標本兼顧，治本為主」的理論原則，以理氣開秘之法應用於氣機鬱滯便秘，用滋陰養血，增液潤腸之法治療血虛秘，以補益脾腎法治療氣虛、陽虛等頑固性便秘等，本章就教您選用健康有效的通便藥材，讓排便不再如此艱難。

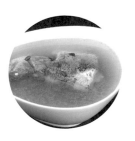 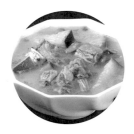 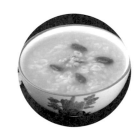

火麻仁 腸燥便秘者的調理佳品

【用法用量】煎服，10～15克
【性味歸經】性平，味甘；歸脾、胃、大腸經

🍽 有效成分

主要含脂肪油約30%，油中含有大麻酚、植酸鈣鎂

🍴 便秘為什麼吃火麻仁

火麻仁所含的油脂成分可滑潤腸壁和糞便，同時脂肪油在腸中遇鹼性腸液後轉化為脂肪酸，刺激腸壁，增加腸液的分泌和蠕動，減少腸內水分的吸收，故有潤腸、通便的作用。

🍴 小小火麻仁大功效

火麻仁質潤多脂，能潤腸通便，且又兼有滋養補虛作用，適用於老人、產婦及體弱津血不足的腸燥便秘症。還有研究表明，火麻仁的某些特殊成分能降低血壓和阻止血脂上升。

🍴 食用火麻仁應注意

1.脾腎不足之便溏、陽痿、遺精、帶下者慎服。

2.火麻仁不宜過多食用，大量食用會導致中毒。如食炒火麻仁60～120克，大多在食後1～2小時內發病，中毒症狀為噁心嘔吐、腹瀉、四肢發麻、精神錯亂、瞳孔散大等。

🍴 巧用火麻仁來治病

1.治療習慣性便秘：火麻仁、大黃各250克，白芍、枳實、厚樸、杏仁各125克，共研細末，煉蜜為丸，每丸重9克。每次口服1丸，每日2次，溫開水送服。

2.治慢性咽炎：火麻仁50克，加水300毫升浸泡60分鐘，文火煮沸20分鐘後取汁150毫升；再加水煎取150毫升，2次煎液相兌，早晚分服，每天1劑。

3.治療燙傷、燒傷：取火麻仁、黃柏、黃梔子各適量，將以上藥材洗淨後焙乾，共研為細末。使用時用豬油調和，塗抹於患處。

食譜推薦 麻仁蘇子粥

原料 麻仁10克，紫蘇子10克，水發大米150克

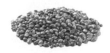 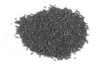

製作

1. 將藥材研碎。
2. 砂鍋注入適量清水燒開，倒入藥材末，蓋上蓋子，小火燉15分鐘至藥性析出，掀開蓋子，將藥渣撈去，倒入大米，攪勻，蓋上蓋，小火再燉30分鐘至熟，掀蓋，持續攪拌片刻即可。

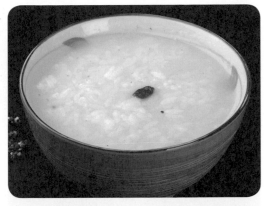

專家點評

富含不飽和脂肪酸和亞麻酸，對腸道乾燥引起的便秘有非常好的改善功能。

食譜推薦 火麻仁茶

原料 麻仁10克

調料 白糖8克

製作

1. 燒熱炒鍋，倒入麻仁，炒至焦黃、炒出藥味。
2. 將炒過的麻仁磨成粉末。
3. 砂鍋注入適量清水燒開，倒入麻仁粉末，加蓋，小火煮5分鐘至藥性析出，放入白糖拌勻，煮至白糖溶化即可。

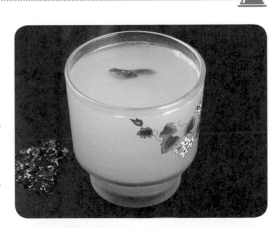

專家點評

所含的脂肪油可潤燥滑腸、排毒，中醫常用火麻仁來治療便秘等症狀。

枳實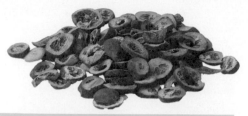

氣鬱便秘者的調理品

【用法用量】煎服，3～9克，大量可用至30克，炒後性較平和
【性味歸經】性溫，味苦、辛、酸；歸脾、胃、大腸經

🍽 有效成分

揮發油、黃酮苷、N-甲基酪胺、對羥福林等

⑪ 便秘為什麼吃枳實

枳實辛行苦降，善消積導滯，可治飲食積滯、脘腹痞滿、脹痛。現代藥理研究表明，枳實的有效成分能緩解乙醯膽鹼或氯化鋇所致的小腸痙攣，可使胃腸收縮節律增加，故有通便的作用。

⑪ 小小枳實大功效

枳實除可治療便秘外，還能行氣化痰以消痞，破氣除滿而止痛，治胸陽不振、痰阻胸痹之胸中滿悶、疼痛，痰熱結胸、心下痞滿、食慾不振。本品還善破氣行滯而止痛，可治療氣血阻滯之胸脅疼痛；行氣以助活血而止痛，可與芍藥等份研為末服用，用治產後瘀滯腹痛、煩躁。此外，枳實尚可用治胃擴張、胃下垂、子宮脫垂、脫肛等臟器下垂病症。

⑪ 食用枳實應注意

枳實易傷脾胃，所以脾胃虛弱及孕婦要慎服。虛而久病，不可誤服，大損真元，非邪實者，不可誤用。

---

⑪ 巧用枳實來治病

1.治積食、寒痰內阻：枳實10克，水煎30分鐘，取汁，一日內分2～3次溫服。

2.治脾虛氣滯、不思飲食：枳實3克，白朮6克，水煎30分鐘，取汁即成。每日1劑，分2次溫服。

3.治食慾不振：枳實10克，粳米50克，加水熬煮成粥。每日早晚食用。

4.治大便不通、便秘：取枳實、皂莢各等份，用清水沖洗乾淨，焙乾，共研為細末，每次取6克同米飯為丸，用米湯送服。

食譜推薦 枳實麥芽茶

原料 枳實10克，麥芽10克

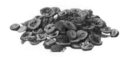

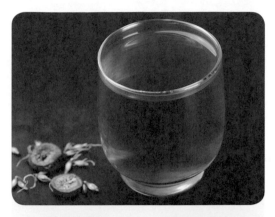

製作

1. 砂鍋注入適量清水燒開，倒入枳實和麥芽，加蓋，小火煮10分鐘至有效成分完全析出，揭開蓋子，攪拌片刻。
2. 把煮好的藥茶濾入杯中，稍攪勻即可飲用。

專家點評

所含的消化酶和B族維生素都有助消化，能促進體內有毒物質的分解與排泄。

食譜推薦 牛肚枳實砂仁湯

原料 牛肚200克，薑片15克，枳實7克，砂仁5克

調料 料酒8毫升，鹽、雞粉各2克，胡椒粉少許

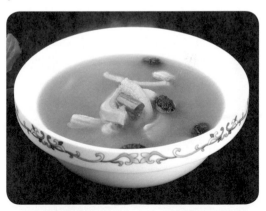

製作

1. 處理乾淨的牛肚切條。
2. 砂鍋注入適量清水燒開，放入薑片，加入枳實和砂仁，倒入牛肚，淋入料酒，拌勻，加蓋燒開後小火燉1小時至熟。
3. 放雞粉、鹽、少許胡椒粉，拌勻即可。

專家點評

含黃酮苷、揮發油、橙皮苷和柚皮苷等有效成分，能促進腸胃蠕動，幫助排便。

芍藥 虛性便秘者的調理佳品

【用法用量】煎服，5～15克；大劑量15～30克
【性味歸經】性微寒，味苦、酸；歸肝、脾經

有效成分

芍藥苷、牡丹酚、芍藥花苷、芍藥內酯、苯甲酸等

🍴 便秘為什麼吃芍藥

習慣性便秘多由氣血不足、血耗津虧所致，而白芍能養血柔肝，可改善虛性便秘症狀。另外，研究發現，芍藥中的有效成分具有鎮痛解痙的作用，即有迷走神經樣作用，而排便與迷走神經有關，故能通便。

🍴 小小芍藥大功效

芍藥具有補血斂陰、柔肝止痛、養陰平肝的功效，可用於瀉痢腹痛、自汗、盜汗、濕瘡發熱、月經不調等症，還可養血斂陰、平抑肝陽，用於肝陽上亢之頭痛眩暈。芍藥花可使容顏紅潤，改善面部黃褐斑和皮膚粗糙，經常使用可使氣血充沛，精神飽滿。

🍴 食用芍藥應注意

芍藥分白芍與赤芍，二者功效不一樣。白芍長於養血調經、斂陰止汗、平抑肝陽；赤芍則長於清熱涼血、活血散瘀、清泄肝火。在應用方面，白芍主治血虛陰虧、肝陽偏亢諸症；赤芍主治血熱、血瘀、肝火所致諸症。另外，陽衰虛寒之症不宜用。中藥配伍禁忌：芍藥反藜蘆。

🍴巧用芍藥來治病

1.治肝鬱脅痛及經期腹痛：芍藥花6克，粳米50克。加水熬粥，粥快熟時，放入洗淨的芍藥花瓣，至粥完全熟時即可。

2.治骨節疼痛、腎虛、足痿無力：赤芍180克，生地100克，狗骨（炙）50克。三味藥共研碎，置淨瓶中，用酒1千克浸泡7日，即可飲用。每次空腹飲用15毫升，每日3次。

3.治大便乾結、便秘：麻子仁20克，芍藥9克，枳實9克，大黃12克，厚樸9克，杏仁10克。以上藥材共研為細末，煉蜜為丸，每次9克，用溫開水送服；也可將以上藥材煎取湯劑服用。

食譜推薦 白芍甘草茶

原料 白芍10克，甘草5克

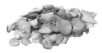 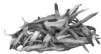

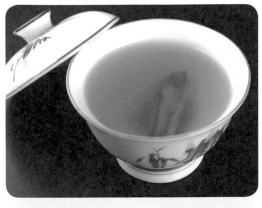

製作

1. 砂鍋注入適量清水燒開，倒入白芍和甘草，加蓋，小火煮10分鐘至藥材的藥性析出，揭開蓋子，攪拌片刻。
2. 把煮好的藥茶盛出，稍拌勻即可飲用。

專家點評

甘草甜素對毒物有吸附作用，其水解產物能與毒物結合，能潤腸通便。

食譜推薦 白芍二冬甘草茶

原料 白芍15克，甘草8克，天冬10克，麥冬10克

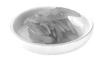 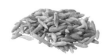

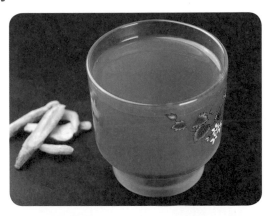

製作

1. 砂鍋注入適量清水燒開，倒入白芍、甘草、天冬、麥冬攪勻，蓋上蓋，小火燉15分鐘後掀開蓋，攪動片刻。
2. 將燉好的茶水倒入杯中，稍拌勻即可飲用。

專家點評

有通便、抗炎、抗病毒、保肝、排毒養顏及增強免疫功能等作用。

枸杞

枸杞 肝腎不足便秘者的調理品

【用法用量】煎服，6～12克
【性味歸經】性平，味甘；歸肝、腎經

有效成分

甜菜鹼、多糖、粗脂肪、粗蛋白、硫胺素、核黃素等

🍴 便秘為什麼吃枸杞

枸杞能滋腎潤肺、補肝明目，適用於肝腎不足引起的便秘。藥理研究發現，枸杞中的有效成分對造血功能有促進作用，能增加體內的循環血量，使得腸道營養供給充分，促進腸道蠕動，幫助排便。

🍴 小小枸杞大功效

枸杞能滋肝腎之陰，為平補腎精肝血之品。治療精血不足所致的視力減退、內障目昏、頭暈目眩、腰膝酸軟、遺精滑泄、耳聾、牙齒鬆動、鬚髮早白、失眠多夢及肝腎陰虛，潮熱盜汗、消渴等症的方中，都頗為常用。可單用，或與補肝腎，益精補血之品配伍。

🍴 食用枸杞應注意

枸杞的烹飪時間不宜過長，應在炒菜或煲湯收尾時放入枸杞，這樣可防止大量營養成分流失，因此，枸杞更適合泡茶或做涼菜的輔料。枸杞也不適宜長時間清洗，建議在溫水裡稍洗即可。

由於枸杞溫熱身體的效果相當強，患有高血壓、性情太過急躁的人，或平日大量攝取肉類導致面泛紅光的人最好不要食用。正在感冒發燒、身體有炎症、腹瀉等急症患者在發病期間也不宜食用。任何滋補品都不要過量食用，枸杞也不例外，一般來說，健康的成年人每天吃20克左右的枸杞比較合適。

🍴 巧用枸杞來治病

1.治妊娠嘔吐：枸杞50克，黃芩30克，加沸水200毫升煎煮代茶飲，以症狀消失為度。

2.治低血壓：黨參10克，枸杞20克，水煎2次，每日服3次，連服2周。在服該方藥時，不要吃芹菜、海帶、山楂等食品。

食譜推薦 清燉枸杞鱸魚湯

原料 鱸魚300克，枸杞5克，薑片10克

調料 鹽、雞粉各3克，料酒5毫升，胡椒粉少許，食用油適量

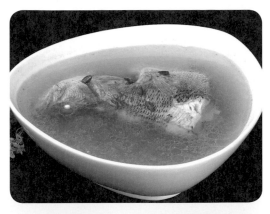

製作

1. 油鍋燒熱，放入鱸魚，煎至呈焦黃色後盛出，裝入湯碗中備用。
2. 鍋中注水燒開，加入適量料酒、鹽、雞粉，煮沸，製成湯汁。
3. 在裝有鱸魚的湯碗中放入薑片、枸杞，再倒入適量湯汁，把裝有鱸魚的湯碗放入燒開的蒸鍋中，蓋上鍋蓋，用小火燉30分鐘至熟，撒上少許胡椒粉即可。

專家點評

可用於便秘，還具有補肝腎、益脾胃、止咳之效，並可輔助治療胎動不安等症。

食譜推薦 枸杞銀耳湯

原料 水發銀耳100克，枸杞7克

調料 白糖35克

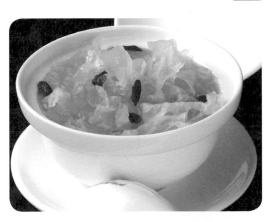

製作

1. 銀耳洗淨切去老莖，泡在清水中備用；肉切成小片。
2. 鍋中倒入適量清水，撒上少許小蘇打粉，大火燒開，倒入銀耳煮約3分鐘至熟，撈出瀝乾。
3. 另起鍋，注水燒開，倒入銀耳，加入白糖煮沸，放入枸杞拌勻即可。

專家點評

含膳食纖維可助胃腸蠕動，減少脂肪吸收，有助減肥、通便。

玉竹

養陰潤燥的
通便藥材

【用法用量】煎服，6～12克
【性味歸經】性微寒，味甘；歸肺、胃經

有效成分

甾體皂苷、黃酮及其糖苷、微量元素、氨基酸等

🍴 便秘為什麼吃玉竹

玉竹具有養陰潤燥，止渴生津的功效。有藥理研究表明，玉竹中的有效成分可增強腸道力和腸蠕動的協調性，促進腸壁的收縮運動，調節腸道微生態，糾正腸功能紊亂，對功能性便秘有效。

🍴 小小玉竹大功效

玉竹藥性甘潤，能養肺陰，並略能清肺熱，適用於陰虛肺燥有熱的乾咳少痰、咳血、聲音嘶啞等症；又能養胃陰、清胃熱，主治燥傷胃陰、口乾舌燥、食欲不振。

🍴 食用玉竹應注意

玉竹鮮用不可過量，切不可盲目貪多，認為放得越多越好，過量會造成人體不適。此外，痰濕氣滯者應禁食，脾虛便溏者應慎食。

🍴 巧用玉竹來治病

1.治口乾咽燥：玉竹、北沙參、石斛、天花粉各15克，烏梅10克。水煎取汁，加冰糖適量，代茶飲用，每日1劑。

2.治乾咳無痰：玉竹12克，杏仁9克，石膏15克，麥冬9克，甘草6克。水煎服，每日一劑。

3.治盜汗：玉竹15克，防風12克，黃芪18克，五味子10克，麻黃根10克。將上藥研末混勻，調成糊狀敷於臍中，每日1次，連用7天。

4.治小便不暢、小便疼痛：玉竹30克，芭蕉120克，水煎取汁，沖入滑石粉10克，分3次於飯前服用。

食譜推薦 玉竹葛根茶

原料 葛根100克，玉竹20克

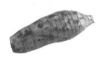 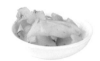

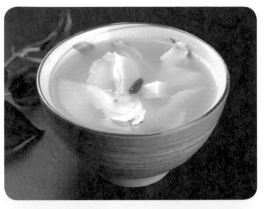

製作

1. 葛根洗淨去皮切片，再切條形，改切成小塊。
2. 砂鍋中注入適量清水燒開，放入洗淨的玉竹，倒入切好的葛根，攪勻，蓋上蓋，煮沸後用小火燉煮約20分鐘，至其析出營養物質，揭開蓋，拌勻即成。

專家點評

有養陰潤燥、除煩止渴、潤腸通便的作用，還可調節糖尿病患者血糖。

食譜推薦 玉竹苦瓜排骨湯

原料 排骨段300克，苦瓜250克，玉竹20克

調料 鹽、雞粉各2克，料酒6毫升

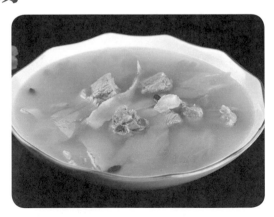

製作

1. 洗淨食材，苦瓜切片；鍋中注水燒開，倒入洗淨的排骨段，用大火煮沸，汆去血水，撈出瀝乾。
2. 砂鍋中注水燒開，倒入排骨段，放入玉竹，淋入料酒，加蓋燒開後用小火燉煮約25分鐘至排骨熟軟，倒入苦瓜片拌勻，加蓋用小火續煮約10分鐘，至食材熟透。
3. 加入鹽、雞粉，續煮片刻，至湯汁入味即成。

專家點評

有補脾、潤腸胃、生津液的作用，能及時補充人體所需的骨膠原等物質，能通便。

麥冬

滋陰生津
的通便藥材

【用法用量】煎服，6～12克

【性味歸經】性微寒，味甘、微苦；歸胃、肺、心經

🍽 有效成分

甾體皂苷、β-谷甾醇、豆甾醇、高異黃酮類化合物等

🍴 便秘為什麼吃麥冬

麥冬具有滋陰生津的功效，適用於腸燥便秘的患者。現代藥理研究表明，麥冬中的有效成分具有一定的迷走神經樣作用，而排便的過程與迷走神經功能有關，故有通便效果。

🍴 小小麥冬大功效

麥冬味甘柔潤，性偏苦寒，長於滋養胃陰、生津止渴，兼清胃熱。廣泛用於胃陰虛有熱之舌乾口渴、胃脘疼痛、饑不欲食、嘔逆、大便乾結等症。麥冬又善養肺陰，清肺熱，適用於陰虛肺燥有熱的鼻燥咽乾、乾咳痰少、咳血、咽痛音啞等症。此外，麥冬還可歸心經，能養心陰，清心熱，略具除煩安神作用，可用於心陰虛有熱之心煩、失眠多夢、健忘、心悸怔忡等症。

🍴 食用麥冬應注意

麥冬不適宜用於脾虛運化失職引起的水濕、寒濕、痰濁及氣虛明顯的病症。臨床將麥冬當作補品補益虛損時應注意辨症，因為用之不當會生濕、生痰，出現痰多口淡、胃口欠佳等不良反應。

🍴 巧用麥冬來治病

1.治急、慢性支氣管炎：麥冬、天冬、知母、川貝母、百部各9克，沙參12克。水煎服，每日1劑。

2.治糖尿病口渴、咽乾：蘆根30克，麥冬15克，知母12克。先用小火煎煮30分鐘，濾出藥汁，藥渣再加水500毫升，大火煮開後改為小火煎煮20分鐘，去渣取汁，將兩次煎出的藥汁混合，每日1劑。

食譜推薦 **麥冬山楂茶**

原料 鮮山楂70克，麥冬10克

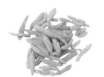

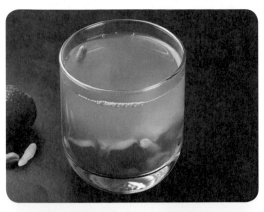

製作

1. 山楂洗淨去除頭尾，再把果肉切開，去除果核，備用。
2. 砂鍋中注入適量清水燒開，倒入麥冬、山楂，蓋上蓋，煮沸後用小火煮約15分鐘，至食材析出有效成分。
3. 揭蓋，攪拌片刻即成，待稍微冷卻後即可飲用。

專家點評

可健胃消食、滋陰潤腸，還具有降低血脂、穩定血壓和抗心律不齊等作用。

食譜推薦 **麥冬竹葉粥**

原料 麥冬3克，紅棗10克，竹葉少許，水發大米200克

調料 鹽3克，雞粉2克，食用油適量

製作

1. 砂鍋中注入900毫升清水，用大火燒開，倒入大米，下入紅棗、麥冬，再放入竹葉，攪勻，倒入適量食用油，蓋上蓋，用小火煮30分鐘至食材熟透。
2. 加適量鹽、雞粉，拌勻即可。

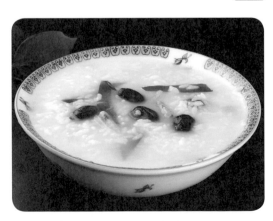

專家點評

可清熱利尿、潤腸通便，同時還有有補中益氣、養血安神的功效。

黨參

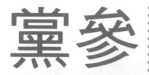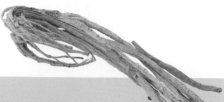

氣虛便秘者
的調理之品

【用法用量】煎服，6～12克
【性味歸經】性微寒，味甘、微苦；歸肺、脾、肝經

🍽 有效成分

揮發油、脂肪油、多糖、豆甾醇、丁二酸及多種微量元素

⑪ 便秘為什麼吃黨參

黨參為補中益氣之要藥。黨參的有效成分對消化系統有一定的影響。藥理研究表明，黨參有調整胃腸運動功能的作用，能糾正病理狀態的胃腸運動功能紊亂，故對便秘有一定的作用。

⑪ 小小黨參大功效

黨參能養肺陰，潤肺燥，清肺化痰。主治肺陰虛燥熱內盛所致的乾咳少痰、痰黏不易咯出，咽乾等症。本品入於脾胃，能養陰清熱，生津止渴。主治熱病耗傷胃津，或脾陰不足，而見咽乾口燥，舌紅少津，食少嘔惡等症。此外，本品還略有滋陰平肝，清肝降火之功，可用於肝陰不足或肝熱上攻所致的眩暈、頭痛、目赤等症。

⑪ 食用黨參應注意

黨參為性質溫和的健脾補氣藥，按正常量服用基本沒有什麼副作用，但是用藥時間過長或用量過大，會因補氣太過而傷人體正氣，產生燥邪。黨參如果用於生津止渴宜生用，用於健脾益氣宜炙用。此外，黨參不宜與藜蘆同用。

⑪ 巧用黨參來治病

1.治脾胃虛弱，食少嘔吐：黨參、茯苓、生薑各10克，粳米100克。先將黨參等三味煎水取汁，後下米煮成粥。可加鹽調味食用。

2.治氣血兩虛，體倦乏力，頭暈目眩：黨參、熟地黃各等份。加水煎取濃汁，另加等量白糖再煎至濃稠。每次吃1~2匙，或以溫水沖化飲。

3.治小兒口瘡：黨參50克，黃柏25克。將藥材洗淨共研為細末，每次取3~5克，吹撒患處。

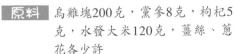

食譜推薦 黨參枸杞烏雞粥

原料 烏雞塊200克，黨參8克，枸杞5克，水發大米120克，薑絲、蔥花各少許

調料 鹽4克，雞粉3克，胡椒粉少許，料酒4毫升

製作

1. 烏雞塊加鹽、雞粉，淋入適量料酒拌勻，醃漬約15分鐘。
2. 鍋中注水燒開，倒入洗淨的大米、黨參、枸杞拌勻，淋入少許食用油，煮沸後用小火煮30分鐘。
3. 撒上薑絲，倒入烏雞塊拌勻，用小火續煮15分鐘至全部食材熟透。
4. 加鹽、雞粉，撒上少許胡椒粉拌勻，撒上蔥花即成。

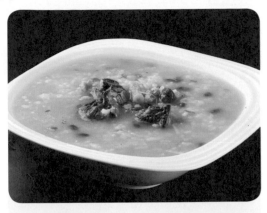

專家點評

有滋陰潤腸、養血添精、益肝補虛、抗衰老等作用，對便秘患者有益。

食譜推薦 當歸黨參豬心粥

原料 豬心100克，當歸3克，黨參5克，水發大米150克，薑絲、蔥花各少許

調料 鹽、雞粉各3克，料酒4毫升，水澱粉3毫升

製作

1. 豬心切片，放入鹽、雞粉、料酒、水澱粉拌勻，醃漬10分鐘。
2. 鍋中注水燒開，放入洗淨的大米、當歸、黨參拌勻，用小火煮30分鐘，放入豬心片、薑絲，拌勻，續煮約1分鐘。
3. 放入鹽、雞粉，拌勻，撒上蔥花即成。

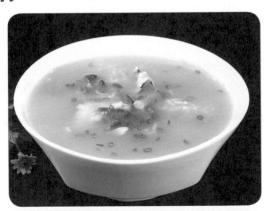

專家點評

可滋陰通便，還有補虛、安神定驚、養心補血等功效，對便秘有療效。

當歸：血虛腸燥便秘者的調理佳品

【用法用量】煎服，5~15克
【性味歸經】性溫，味甘、辛；歸肝、心、脾經

有效成分

β-蒎烯、α-蒎烯等中性油成分，及維生素、氨基酸等

便秘為什麼吃當歸

當歸具有潤燥滑腸的功效，適用於血虛腸燥便秘。

小小當歸大功效

當歸甘溫質潤，長於補血，為補血之聖藥，用於血虛諸症。可補血活血、調經止痛，常與補血調經藥同用，用於治療血虛血瘀之月經不調、經閉、痛經等。此外，本品辛行溫通，為活血行氣之要藥，用於治療虛寒性腹痛、跌打損傷、癰疽瘡瘍、風寒痹痛等。

食用當歸應注意

服用當歸不可用量過大，因為過量食用後可能導致疲倦、瞌睡等反應，停藥後即消失。另外，熱盛出血患者禁服，濕盛中滿及大便溏泄者慎服。

巧用當歸來治病

1.治血虛寒盛、手足冰冷：當歸12克，白芍、桂枝各9克，通草、甘草各6克，細辛3克，大棗10枚。將上藥一起加水煎煮後去渣取汁，每日1劑，分2次服下。

2.治發熱、盜汗：當歸、黃芩各9克，生地10克，熟地12克，川連、黃柏各8克，黃芪15克。將上藥一起加水煎煮後去渣取汁，每日1劑，分2次服下。

3.治血虛腸燥便秘：當歸15克，肉蓯蓉10克，火麻仁4克。將以上藥材用清水洗去雜質，然後入鍋煎取濃汁服用，每日1次，分3次服用。

4.治大便不通：當歸、白芷各等份，將以上藥材用清水洗淨焙乾後共研為細末，每次取6克，用米湯送服。

食譜推薦 當歸黃芪紅棗烏雞湯

原料 烏雞350克，當歸、黃芪、紅棗、薑片各少許

調料 鹽3克，雞粉2克，胡椒粉、料酒各適量

製作

1. 烏雞洗淨切小塊，鍋中倒水燒開，放入雞塊，煮約30秒鐘，汆去血水撈出瀝乾。

2. 砂煲中倒入大半鍋清水燒開，倒入雞塊，再放入洗淨的紅棗、黃芪、當歸、薑片，淋入少許料酒，加蓋煮沸後轉小火，煲煮約40分鐘至雞肉熟透。

3. 加入鹽、雞粉，撒入胡椒粉，拌勻即成。

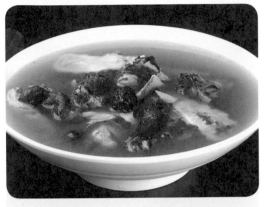

專家點評

營養價值高，可改善便秘，還可提高生理機能、延緩衰老、強筋健骨。

食譜推薦 當歸黃芪核桃粥

原料 當歸7克，黃芪6克，核桃20克，枸杞8克，水發大米160克

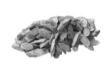 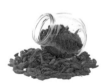

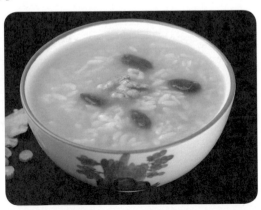

製作

1. 砂鍋注水燒開，放入黃芪和當歸，蓋上蓋，小火燉15分鐘，開蓋，撈去藥渣。

2. 將核桃、枸杞，倒入藥汁內，放入大米，攪勻，蓋上蓋，小火再燉30分鐘至熟即可。

專家點評

含有中性油成分，可潤滑腸道，還有非常好的補血功能，能通經。

生地黃

陰虛便秘者
的調理佳品

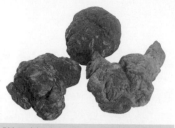

【用法用量】煎服，10~15克；鮮品用量加倍，或以鮮品搗汁入藥
【性味歸經】性寒，味甘、苦；歸心、肝、腎經

有效成分

梓醇、二氫梓醇、單密力特苷、乙醯梓醇、桃葉珊瑚苷等

⑪ 便秘為什麼吃生地黃

生地黃能清熱、養陰，用於陰虛導致的腸燥便秘。藥理研究表明，生地黃中有效成分的水提取液具有鎮靜、抗炎、降壓的作用，具有類似迷走神經的作用，而排便與迷走神經作用相關，故能通便。

⑪ 小小生地黃大功效

生地黃苦寒入營血分，為清熱、涼血、止血之要藥，又其性甘寒質潤，能清熱生津止渴，常用治溫熱病熱入營血，壯熱煩渴、神昏舌絳，且本品甘寒養陰，苦寒泄熱，入腎經而滋陰降火，養陰津而泄伏熱，也可治陰虛內熱，潮熱骨蒸。此外，本品既能清熱養陰，又能生津止渴，也用治熱病傷陰，煩渴多飲。

⑪ 食用生地黃應注意

熟地黃和生地黃一定要分清：地黃生則大寒而涼血，血熱者需用之；熟則微溫而補腎，血衰者需用之。男子多陰虛，宜用熟地黃，女子多血熱，宜用生地黃。生地黃性寒而滯，會影響脾胃的消化吸收功能，所以脾胃虛弱、大便溏薄、胸悶食少、氣滯痰多者不宜食用。

⑪ 巧用生地黃來治病

1.治小兒驚厥：生地黃洗淨後搗汁，放於器具中隔水燉20分鐘，可用於小兒清熱去火，作為小兒科用藥效果極佳。

2.治療早洩：生地黃10克，山萸肉、山藥、知母、黃柏、澤瀉、丹皮、金櫻、沙苑蒺藜10克，龍骨、牡蠣各30克。水煎服，每日1劑，分2次服。

食譜推薦 生地黃玉米粥

原料 西洋參10克，鮮玉米粒80克，生地黃10克，水發大米150克

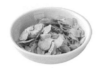 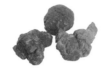

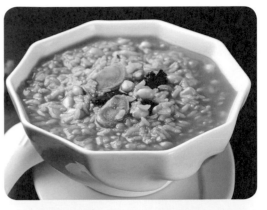

製作

砂鍋中注入適量清水燒開，倒入洗淨的大米、生地黃、西洋參，再倒入玉米粒，拌勻，蓋上蓋，煮沸後用小火煮約30分鐘，至食材熟透即成。

專家點評

可滋補津液不足導致的便秘，其含有的粗纖維能促進腸道蠕動，輔助排便。

食譜推薦 生地黃黨參瘦肉湯

原料 生地黃10克，黨參12克，豬瘦肉120克，薑片少許

調料 鹽、雞粉各2克

製作

1. 豬瘦肉洗淨切成丁。
2. 砂鍋中注水燒開，倒入瘦肉丁，放入洗淨的生地黃、黨參，撒上薑片，蓋上蓋，用大火燒開，再轉小火燉煮約40分鐘，至食材熟透。
3. 加入鹽、雞粉，攪勻，續煮片刻至入味即成。

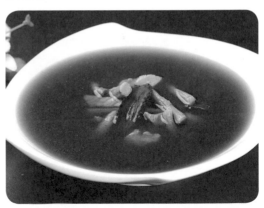

專家點評

能潤腸通便、補中益氣、強壯身體，還含有降低血壓的物質，可預防高血壓。

肉蓯蓉

津傷便秘者的調理佳品

【用法用量】煎服，10～15克

【性味歸經】性溫，味甘、鹹；歸腎、大腸經

有效成分

6-甲基吲哚，3-甲基-3-乙基己烷，甜菜鹼等

⊕ 便秘為什麼吃肉蓯蓉

肉蓯蓉甘鹹質潤，可潤腸通便，適用於津液耗傷而致大便秘結的患者。現代藥理研究表明，肉蓯蓉能顯著提高小腸推進速度，縮短通便時間，同時對大腸的水分吸收也有明顯的抑制作用，從而促進糞便的濕潤和排泄，具潤腸通便作用。

⊕ 小小肉蓯蓉大功效

肉蓯蓉味甘能補，甘溫助陽，質潤滋養，鹹以入腎，為補腎陽、益精血之良藥，用於腎陽虧虛，精血不足之陽痿早洩、宮冷不孕、腰膝酸痛、痿軟無力。

⊕ 食用肉蓯蓉應注意

肉蓯蓉在市場上可見到淡蓯蓉和鹹蓯蓉兩種，淡蓯蓉以個大身肥、鱗細、顏色灰褐色至黑褐色、油性大、莖肉質而軟者為佳；鹹蓯蓉以色黑質糯、細鱗粗條、體扁圓形者為佳。經常大便溏薄者及性功能亢進者不宜食用。

⊕ 巧用肉蓯蓉來治病

1.治男子腎虛陽痿、女子宮寒不孕：肉蓯蓉30克，鹿角膠5克，羊肉100克，粳米150克。肉蓯蓉煎水取汁；羊肉切小塊，與米同藥汁煮粥，臨熟時下鹿角膠煮至粥熟即可。

2.治腎虛性功能衰退、腰膝酸軟：肉蓯蓉200克，鎖陽100克，天麻30克，枸杞子50克，放入3千克白酒內浸泡7~15日後，每日飲用10~30毫升。

3.治津枯腸燥，便秘腹脹：肉蓯蓉15克，火麻仁30克，沉香6克。將肉蓯蓉、火麻仁煎水，沉香後下，一同煎取濃汁，加入約等量汁液的蜂蜜，攪勻，煎沸收膏。每次食1~2匙。

食譜推薦 核桃陳皮蓯蓉燉雞

原料 雞塊350克，核桃35克，肉蓯蓉10克，陳皮5克，薑片20克

調料 鹽、雞粉各2克

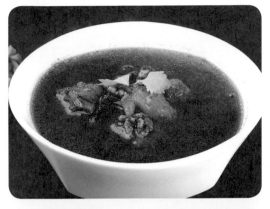

製作

1. 鍋中注入適量清水燒開，倒入雞塊，煮沸，去除血水後撈出，瀝乾。
2. 砂鍋注水燒開，放入薑片，倒入雞塊、核桃仁、陳皮和肉蓯蓉，加入料酒，拌勻，加蓋，燒開後小火燉30分鐘至熟。
3. 放入雞粉、鹽，拌勻即成。

專家點評

可健胃消食，還能去寒濕，促進下焦的氣血循環，從而達到溫補腎陽的作用。

食譜推薦 蓯蓉枸杞粥

原料 肉蓯蓉7克，枸杞10克，水發大米150克

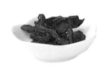 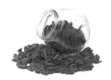

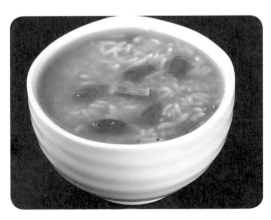

製作

1. 砂鍋注入適量清水燒開，倒入肉蓯蓉，蓋上蓋，小火燉10分鐘至藥性析出。
2. 將藥渣撈乾淨，倒入備好的大米，放入枸杞，攪拌均勻，蓋上蓋子，小火再燉30分鐘即可。

專家點評

易消化，能健脾開胃，預防便秘，對腎陽虛引起的精血虛虧等也有很好的輔助作用。

第 4 章
便秘的正規治療與生活常識

一、便秘正規治療中不可不知的常識

便秘患者在接受正規治療的同時有很多需要注意的地方，如用藥、常規檢查等。掌握正確的用藥方法、改變飲食以及生活習慣，優化生活細節，都有助於緩解和預防便秘。

便秘宜對症用藥，更要因人而異

便秘不僅會導致痔瘡，還可能會加重心血管疾病，對於愛美女士而言，口臭、痤瘡、色素沉著等便秘帶來的痛苦更是有苦難言。面對這些情況，很多人會病急亂投醫，胡亂吃瀉藥。但是便秘患者如果沒有遵循瀉藥用藥的原則，那麼不僅無法治療便秘，還可能會加重便秘的病情。治療便秘的藥物很多，但多數都不適合慢性便秘患者，用藥原則對於便秘患者是十分重要的。

第一，患者宜經過詳細診斷，並且向醫生諮詢更多的可用藥，尤其是對於患有其他疾病正在用藥或是接受治療的患者、懷孕或是可能懷孕的女性患者，或者是出現劇烈腹痛、噁心嘔吐等症狀的患者都不可擅自用藥，否則後果不堪設想。

第二，一定要遵守服用方法與劑量，切不可因為治癒心切而過量服用。

第三，絕對不可以將醫師對症開給自己的處方交給他人使用，或是從他人手中自行取得醫生所開的藥物服用。

第四，服便秘藥時，若出現嚴重的腹痛、腹

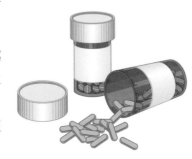

瀉、嘔吐、發疹，應馬上到醫院診治。

第五，服藥一周後，如果仍無藥效，應該讓醫師做進一步的診療。

便秘病因可不少，常規檢查不可漏

由於便秘沒有特殊症狀，所以一般人對便秘的檢查都會忽略不顧。而有些類型的便秘症狀表面之下，卻隱藏著其他疾病，如果沒有及時進行治療，恐會惹「禍」上身。因此，即使是再普通的便秘症，都應該要接受醫生的診斷，確定病因，並且做好相關的檢查。

如果你自幼兒時期開始有持續性便秘，或者過去從未發生便秘症情況，突然就開始出現便秘，再或者你本來就經常便秘，近來逐漸加重，經過自行治療也未見明顯改善，就應該到醫院找醫生。另外，若糞便中帶有血絲或是黏液、便形不完整、伴隨劇烈腹痛或是嘔吐症狀的，應該到醫院進行檢查。

便秘患者需在醫生指導下進行常規檢查、排除器質性病變，如肛門指檢、糞便隱血實驗、腸鏡、下消化道造影、結腸CT等。如果都沒有問題，就要考慮到是功能性便秘，那麼就應該做以下檢查：第一個是結腸傳輸時間測定，第二個是肛門直腸測壓，第三個是結腸壓力監測，最後一個是氣球排出試驗。

各類瀉藥要分清，對症治療效果好

瀉藥分為三種，第一種是潤滑性瀉藥，如甘油栓；第二種是容積性瀉藥，如白色合劑；第三種是腸道刺激性瀉藥，如蓖麻油、果導。我們先要熟悉各種瀉藥的使用禁忌、使用方法，配合醫生的正確指導，正規合理地使用藥物，早日擺脫便秘的痛苦。

1.潤滑性瀉藥：也叫大便軟化劑，此類藥物的主要功能就是能潤滑腸壁，軟化大便，使糞便容易排出。此類藥物有液狀石蠟、甘油及開塞露，開塞露為複方製劑，有潤滑及刺激腸道的雙重作用。液狀石蠟是潤滑性瀉藥中最常用的，但大量應用會影響脂溶性維生素的吸收，對於老年人，它會自鬆弛的肛門括約肌溢出而沾汙衣褲，引起肛門瘙癢。有時由於偶然性的吸入而引起吸入性肺炎，特別是在老年、虛弱或有胃管反流、食管狹窄或賁門失弛緩症的病人身上較易發生。這類藥主要的缺點是口感差，作用弱，長期應用會引起脂溶性維生素吸收不良。

此類藥物的劑型有固體栓劑和液體栓劑兩種，固體栓劑適合兒童及老年人使

用，每次1粒，只需塞進肛門即可。使用液體栓劑時可用此類藥物50%溶液灌腸，值得注意的是，此類藥物用後偶會有頭痛、咽部不適、口渴、噁心、嘔吐等不良反應，嚴重者應該馬上到醫院診治。

2.容積性瀉藥：也叫做鹽類瀉藥或機械刺激性瀉藥，這類藥物口服後不容易被腸道吸收且不容易溶解於水，會使腸內滲透壓升高，能吸收大量水分並阻止腸道吸收水分，於是腸內保留大量水分，容積增大，擴張腸道，對腸道黏膜產生刺激，反射性引起小腸蠕動增強，促使內容物迅速進入大腸而引起瀉下作用，達到排便的目的。

此類藥物包括硫酸鎂、硫酸鈉等。容積性瀉藥一般比較適宜清晨空腹服用，導瀉時不宜大量服用濃度過高的溶液，否則容易使體內水分被大量吸收而導致脫水。口服此類瀉藥時需多飲水，使藥物能快速進入腸道發揮藥效，服用後一般在4~5小時能致瀉。該類藥物禁用人群包括：腸道出血患者、急腹症患者、孕婦、經期婦女，及中樞抑制藥中毒患者。患者要多吃高渣性食物和纖維性蔬菜，多喝水，加強運動，增加肌肉張力，否則會導致瀉藥依賴性、結腸張力增加和便秘引起的結腸疼痛增劇、水和電解質缺乏等。

3.刺激腸道性瀉藥：這類藥物作用快、效力強，藥物本身或其體內的代謝物能夠刺激腸壁，使腸道蠕動增加，以促進排出糞便，但要注意的是，因其無法參與糞便的形成，也改善不了糞便乾結、堅硬的形狀，服用者往往會出現「裡急後重」的痛苦狀，甚至還會導致痔瘡破裂、脫肛。還有就是此類藥因為刺激黏膜和腸壁神經叢，並可能引起大腸肌無力，形成藥物依賴，因此，這類藥物主要是用於迅速通便者，不宜長期應用。該類藥物主要有果導、蓖麻油、大黃、番瀉葉等。

還應注意的是，該類藥與碳酸氫鈉及氧化鎂等鹼性藥併用時，會引起變色；其次連續使用易引起皮疹，也會出現變態反應和引起腸炎、皮炎及出血傾向等副作用。因刺激腸道導致排便所需時間為8~10小時，故應睡前口服。

孕婦用藥禁忌多，瀉藥尤其要注意

懷孕後，體內分泌大量的孕激素，引起胃腸道肌張力減弱、腸蠕動減慢，高蛋白質飲食，加上運動量減少，腸蠕動功能減弱，以及不斷增大的子宮壓迫胃腸道等因素，使孕期婦女發生便秘的機率更高，孕婦的便秘問題應引起注意和防範。

孕婦應該要定期到醫院檢查，如果有發現胎位不正的情況就應該及時進行糾

正，以免發生痔瘡，給排便帶來嚴重影響，甚至影響到胎兒。一般情況下，孕婦應該儘量避免服用瀉藥，但若是多日不解便或是排便困難的情況下，可選擇適宜的瀉藥酌量服用。孕婦在服用瀉藥時應該注意以下幾點。

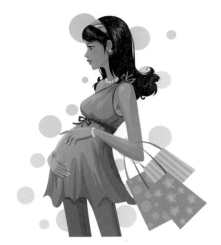

1.由於大多數容積瀉藥及腸道刺激藥在刺激腸壁、使腸蠕動增強的同時會引起子宮收縮，故妊娠期特別是妊娠末期的女性服用此類瀉藥有導致早產或是流產的可能。因此，若孕婦便秘嚴重必須用藥時，應該選擇引起子宮收縮作用較小的潤滑藥或是栓藥。

2.長期服用液狀石蠟導瀉藥會妨礙母體對鈣、磷及脂溶性維生素的吸收，從而導致胎兒對這些物質攝取減少，造成胎兒發育遲緩或是發育不全。

3.大多數瀉藥對於消化道會有刺激作用，會引起噁心、嘔吐，從而加重妊娠初期的妊娠反應，故在這方面的不良反應應該要注意。

🌱 精神壓力所致便秘，更應對症綜合治療

隨著生活節奏加快和工作壓力增加，精神壓力所導致的便秘問題也日益嚴重。在高強度的工作節奏之下，許多人或不能及時排便，或雖有便意但一時強忍，常常兩三天才大便一次，甚至因大便不暢而導致腹部疼痛，如果長期便秘，會有發生大腸癌的危險。在著手治療便秘症之前，應做鋇灌腸X光檢查、內視鏡檢查及糞便檢查，以排除有器質性疾病。

因為精神壓力所導致的便秘應該從這幾個方面入手：

1.注意日常起居保健。在日常生活工作和學習中應注意心態平和，保持一種平常心態。此外還應該加強運動，通過鍛煉身體來增加胃腸蠕動和精神放鬆，增加運動量，走路時加大腰和胯部的轉動，促進胃腸蠕動，對胃腸功能失常、消化不良引起的便秘療效明顯。生活一定要有規律，保持充分睡眠，消除精神壓力。

2.不可濫用瀉藥。

3.可用按摩、針灸及物理治療等非藥物療法。腸道水療是當今極熱門的物理性內調自然保健方法，有治療便秘、美容美膚、緩解精神壓力的作用。

4.重視飲食治療。少吃辛辣性食品，如辣椒、油炸品等。

二、便秘患者生活保健中的宜與忌

日常生活中的一些注意事項很大程度上會直接影響便秘患者的康復程度，所以牢記以下正確的生活方式，遠離錯誤的生活方式，有助於改善便秘患者的症狀。

宜：掌握有助於便秘患者產生便意的方法

不論是你還是你的家人在經受便秘的折磨，瞭解這些會讓人產生便意的方法，就可以輕鬆除去便秘的煩惱了。

1.督促患者養成早餐後上廁所的習慣。每天早上務必使患者進食早餐，以產生便意，一旦患者感覺有便意就立即催促其上廁所。如果能每天堅持這樣做，就可以逐漸養成每天排便的好習慣。

2.督促患者每天早上起床後空腹喝涼開水，可調理腸胃，改善便秘情況。有效的方法就是每天在固定的時間一口氣喝下一定量的水，如每天早晨空腹飲水500毫升。這樣，水來不及在腸道吸收便到達結腸，有利於軟化腸內容物，幫助排便。喝涼開水還能及時補充大便所需的水分，長期堅持更能養成早起排便的好習慣。

3.盡可能每天為患者提供涼牛奶飲用，飲用涼牛奶具有與飲用涼開水相同的作用。另外，牛奶中所含的乳糖具有刺激大腸、引起大腸蠕動的作用。飲食上注意補充芹菜、橙子、全麥食品等含粗纖維量高的食物。

4.可以經常結合按摩、點穴指壓、體操等方法，有效治療便秘。在晚上空腹時，可以做做仰臥起坐1~2分鐘，或是沿著結腸走向以順時針方向按摩腹部，刺激腸道、促進腸蠕動。

宜：老年便秘患者要重視心理輔導

不少老年人便秘的發生常和心理障礙、情緒、精神活動有密切關係。在有精神負擔、焦急狀態、精神創傷、恐病心理、過度精神疲勞、緊張失眠等情況下容易產生便秘，也有的老人過分注意排便次數，偶爾未按規律排便即精神急躁、焦急，甚至精神抑鬱，從而加重便秘。

應對老年便秘患者進行心理輔導，讓他們在進入老年期以後經常保持心情愉快，對身體上的一些不適或某些習慣的改變不用過度緊張，因為人進入老年期是一個自然的生理過程，其身體狀況和心理狀態必然和青壯年時有著比較明顯的區別。

首先，應該讓老年便秘患者在心理上有一個適應的過程，讓其對排便次數採取順其自然的態度，就是偶爾出現未按時排便也不要太介意。對已有依賴服瀉藥習慣的老年人，應儘量鼓勵其減量服藥，乃至最終停藥。要幫助老年便秘患者樹立信心，鼓勵其配合醫生共同合理治療，直到完全治癒。部分工作、生活壓力比較大的老人，要督促其注意勞逸結合。對精神過分緊張、憂慮、失眠的老人，必要時可給予少量服用鎮靜藥物，使其睡眠改善、精神鬆弛，以改善便秘症狀。

宜：在藥物不能立即奏效的情況下幫助患者排便

有些便秘在藥物的治療下也沒有效果，這時就需要用適當的方法幫助頑固便秘患者排便。對於大便硬結滯留於直腸的便秘症患者，一般瀉劑不能解除患者的痛苦，必要時須用手將大便取出，具體方法是：先讓患者取蹲位或是跪俯臥位，暴露臀部，施術者必須要戴上無菌手套，並在手套外層塗上液狀石蠟，用右手食指緩緩插進肛門，當觸及大便硬結外端時，儘量將手指沿著直腸腹側壁推進，越過大腸硬結，觸及大便硬結另一端的時候，手指略彎曲，將大便挖出。若是大便硬結過長，可用手指將大便分成幾段，分段挖出，整個過程動作一定要緩和，特別是有肛周疾病患者，應該避免損傷肛周及直腸黏膜。

如果便秘比較嚴重的話，在大便時還可採用腹部呼吸法。用鼻子吸氣，給腹部施加點力氣，讓腹部像皮球一樣鼓起，然後突然收縮腹部，呼氣。注意胸部不要動，這時不能給肛門施加壓力，否則就會出現如肛裂、痔瘡等情況。

宜：養成良好的生活習慣幫助預防便秘

養成良好的生活習慣對於便秘患者來說是至關重要的。

1.養成良好的排便習慣。一旦有便意應及時排便，不可忍便。更好的習慣就是每天定時排便，生活和排便要有規律，要養成每天定時蹲廁所的習慣，不管當時有無便意，這樣有利於形成正常排便的條件反射。

2.保持精神愉快，情志調暢。若是情志失和，憂愁思慮過度，會致氣機淤滯

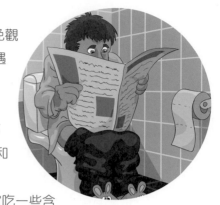

而造成便秘。平時就應多聽一些柔和的音樂，避免觀看感官刺激及情節緊張的影片。保持心胸豁達，遇事不要動怒。培養一些喜好，如養花、養魚等。要合理安排工作、生活，避免過分緊張和勞累，儘量使自己放鬆。和諧的氣氛、愉悅的心情，不但有利於便秘的預防，還有益於整個身心的健康和長壽。

3.保持良好、有規律的飲食習慣。便秘患者宜吃一些含粗纖維豐富的蔬菜和水果，多飲水，多吃一些富含B族維生素及潤腸的食物，如粗糧、豆類、銀耳、蜂蜜等；忌吃辛辣、油炸品、濃茶等。

4.堅持運動。打球、跑步、仰臥起坐等運動有助於保持大便通暢，可根據個人實際情況選擇適當的運動，不但能使大便正常，還能使人精神煥發、體魄健壯。

宜：適時改變排便姿勢可緩解便秘

便秘患者最痛苦的事莫過於排便了，其實只要適當改變排便時的姿勢，痛苦就會減輕。因為排便姿勢與便秘症有著密切關係。如果排便姿勢不正確，就會很難產生便意，從而導致排便困難，長久下去，就會引起便秘症的發生。

對於便秘的人來說，蹲著上廁所是比較適合的。採取蹲便的姿勢，肛門周圍肌肉會更放鬆，可以緩解大便梗阻的現象，且下蹲的姿勢可以使腹壓增大，有助於順暢排便。在蹲廁的時候，兩腳可以稍稍分開，比肩稍寬，兩手輕輕握拳，放在兩腿上，上身挺胸直腰並略帶前傾，雙眼目視前方。這樣有利於大便拉得順暢。但現在家家戶戶的廁所都很難找到蹲廁，取而代之的是坐著上廁所的馬桶。如果是這樣，可以在雙腳下墊上東西，比如小矮凳、幾本厚雜誌，把雙腳墊高，使大腿面保持水準，調整身體高度，也有利於排便。

另外，便秘患者還可在每次排便前做一次扭腰運動，以加快大腸蠕動、促進大便排出。具體的做法是：取站立位，雙手叉腰，按順時針方向扭腰3分鐘，直至出現明顯的便意為止。

宜：積極預防旅行中可能發生的便秘

旅遊本來是一件很開心的事情，可是旅行途中出現便秘是一件令人頭疼的

事情。不但影響旅遊心情，還對身體健康造成影響。人在旅途中，由於環境的差異、精神過度興奮、飲食起居規律突然改變，極易發生便秘症狀。

1.多喝水。除了在旅途中要帶足夠的水之外，最好每天清晨飲一大杯溫開水，不僅有利於通便，也是長途跋涉所需要的。但最好不要用濃茶取代溫開水。

2.按摩刺激排便。睡前和晨起時，平仰臥或直立，露出腹部，腹肌放鬆，雙膝屈立，兩手拇指各握入掌心，其餘四個手指挺直按在肚臍的左右兩邊，然後以肚臍為中心順時針方向按壓肚臍周圍。開始時用力較小，然後漸漸加重力量，碰到有發硬處時，可用兩手集中仔細按壓。按揉5分鐘後坐起，用兩手輕拍骶部20下，這樣可以加強胃腸道蠕動，促使迅速排便。

3.按摩天樞穴。平仰、臥、坐、立均可，雙手中指分別於天樞穴上，輕揉20次，最後由上至下推擦至恥骨20次，此穴可在排便時按壓，方法就是用左手食指和中指掐按左天樞穴，至右酸脹感後掐住不動，經10秒後就會有便意出現。

宜：加強運動以預防便秘

運動不僅對多種疾病有預防作用，還能使腸胃活動增加，提高腸道的蠕動能力，因而可提高排便動力，預防和治療便秘症。下面有幾種適合便秘症患者的運動方式，便秘患者可嘗試。

1.走樓梯。在下樓梯時跐起腳尖走路，在家赤腳時也同樣用腳尖走路，通過動作來鍛煉足肌和腹肌。

2.踏車。仰臥位，輪流屈伸雙腿，模仿踏自行車的運動，動作要求略快而靈活，屈伸範圍儘量大。重複做16次。

3.半蹲。如果長時間站立或是久坐不動，在休息時可進行半蹲運動，具體做法就是微微分開兩腳站立，屈膝呈90度，保持這種姿勢30秒即可。

4.伸展。在工作勞累時，可坐在椅子上做伸展運動。具體做法是背靠椅背，雙手舉高，然後上身後仰，如此反復10次。此運動主要鍛煉腹肌，長期堅持可提高腹部力量。

5.步行。儘量不坐車或是不開車，路途不遠時最好走路，長期堅持就會使腹肌和全身的肌肉得到鍛煉，從而對預防便秘症也十分有效。

另外，要大力推薦的運動是跳繩和慢走，它們對便秘有明顯的防治效果。

跳繩是一種簡便易行、老少皆宜的運動，可預防和治療便秘。防治便秘最

好的方式就是通過跳繩震動內臟。彈跳能刺激骨骼、肌肉、促進血液循環，還能加強淋巴系統的免疫功能，這對緩解便秘十分重要。同時跳繩時呼吸加快加深，使胸、背、膈肌都參加了運動。跳繩對腹肌、膈肌、盆腔肌群等是一種全面的鍛煉，可保證這些參與排便動作的肌群永保張力，防止排便動力不足，可預防便秘症。

足底是人體經絡彙集之處，跳繩時腳不斷彈跳，對足底不斷產生刺激和按摩，能通過經絡系統疏通氣血、溫煦臟腑、調節胃腸功能。跳繩不僅可預防便秘，對於已患便秘症的患者也有治療作用，是治療便秘症的一種有效運動療法。

此外，如果有時間，在飯前或是飯後可以到戶外散散步，可以緩解便秘症。因為人在行走時，絕大多數肌肉、骨骼、韌帶都能參與活動，可促進血液循環，調節心肺及胃腸功能。慢走的好處有很多，對習慣性便秘症、心臟病、高血壓、動脈硬化、氣管炎、胃潰瘍等疾病均有一定的治療作用，但在慢走時要注意一些要領。

首先就是行走的姿勢，要注意保持頭部直立，肩部放平，背部放鬆，收小腹，使下背部不致彎曲。在步行時兩腳平行，以肩寬為步伐大小。

其次在行走的過程中可握拳並有節奏地捶擊腹部，以感覺不痛為宜，每分鐘捶擊30下左右，每天捶腹1次，每次堅持半小時，可使排便通暢。

最後應避免在很冷、很熱、大風或是極潮濕的天氣中進行鍛煉。走路時也不宜穿高跟鞋、尖頭鞋，以運動鞋為宜，配穿棉襪，這樣不僅能吸汗，也可防止起水泡。行走時還要注意步伐穩健，如果累了就要適當休息。

當然，對於便秘患者來說，也可以有針對性地進行腹肌鍛煉，以促進腸道功能的恢復，對預防便秘症十分有效。

1.仰臥起坐。仰臥床面，身體保持正直，踝關節固定，上體抬至體前屈，雙手觸及腳面，也可雙手交叉抱在頭後進行。

2.收腹舉腿。仰臥床面，身體保持正直，上體固定，兩腿併攏上舉至90度，還原時稍慢。

3.拉筋運動。坐在床上，兩腿伸直，腳尖繃直，兩手向後扶床支住身體，雙腿上抬30～50公

分，堅持一段時間，持續時間可由短逐漸加長，每次重複做2～3回。

4.腹部運動。坐在床上或地上，兩腿併攏，小腿與大腿收起，小腿與大腿、大腿與身體之間均呈90度，然後臀部上抬，腹部挺起，這時面部向上，身體呈弓形，雙眼能見到腹部為止。

5.面部向上仰臥，全身放鬆，靜靜地做腹式呼吸。

：每日不能過度勞累

便秘患者應該好好安排自己的生活和工作，避免過於緊張和勞累，要做到勞逸結合，起居有常，生活輕鬆，精神愉快。儘量避免長時間坐著看書或是看電視，也要避免久臥、久坐、久立、久行等，這對預防便秘症也很重要。

過度勞累是指在工作、生活、家務中過度頻繁勞累，或在進行一項活動和工作時超過自己所能負擔的限度，如經常工作到深夜、睡眠不足、應酬過多、旅途奔波未能得到充分的休息等。疲勞會使人的身體處於虛弱和被動狀態，消耗體力和精力，打亂人的正常生理活動規律，抑制排便反射，從而引起便秘症。

每天可留出一定的休息時間進行體力恢復，如聽音樂、繪畫、散步等，幫助解除生理疲勞。中醫認為，過度疲勞包括勞力過度、勞心過度、房勞過度，這三個方面均可導致便秘症的發生。

：不正確的飲水方式

便秘症是因為糞便在大腸內停留時間太長，其所含的水分被大量吸收，使大便變得難以排出，所以要想排便通暢，不但要使腸腔內有充足的、能使大便軟化的水分，還要使攝入的水分成為排泄的動力。

很多人都知道便秘要多喝水，還有些人每天規定自己喝八杯水，但仍有很多人便秘。這就是因為對於便秘患者，喝水方法是很有講究的。如果患者是小口小口地喝水，水流速度很慢，水就很容易在胃裡吸收，產生小便。所以，患有便秘的人最好大口大口地喝水，吞嚥動作要快一些，這樣的話水能夠儘快到達結腸，同時刺激腸蠕動，改善便秘症狀。

患者最好在早晨空腹時喝300毫升溫開水，因為經過一個晚上的消化吸收，代謝廢物積存在體內，早晨排出有利於清理腸胃。如果在晚上睡覺前有時間，就儘量做一下腹部按摩，以右下腹—右上腹—左上腹—左下腹的順序按摩40次，也能緩

解便秘症。有效預防便秘除了要正確喝水外，還要保證足夠膳食纖維的攝入，一個原則就是要常吃粗糧，多吃蔬菜水果。

忌：飯後不宜立即吃水果

便秘與飯後吃水果有非常大的關係，不少人認為飯後吃水果能促進胃腸道蠕動，其實不然，飯後吃水果會影響消化功能，尤其是老年人，長期飯後吃水果會導致便秘。因為食物進入胃以後，必須要經過1~2個小時的消化過程，才能緩慢排出，如果在飯後立即吃水果，就會被先到達的食物阻滯在胃內，致使水果不能正常在胃內消化，在胃內停留時間過長，從而造成腹脹、便秘等症狀。

老年人的胃腸功能比較弱，腸胃蠕動比較慢，更容易引起便秘。此外，長期堅持飯後吃水果還會引起消化功能紊亂。因而即便要吃水果，也應該是在飯後1~2小時。飯後吃水果不如飯前吃水果，因為胃在飯前都已經基本排空，吃了水果之後，其中的糖類可在體內迅速轉化為葡萄糖，更易被人體吸收。除此之外，飯前吃水果還非常有益於人體對各種維生素和礦物質的吸收。

忌：不可不吃早餐

吃早餐是每個人早晨必須做的一件事，這對於便秘症患者顯得更為重要，部分便秘症患者的病因就是因為對早餐的忽視造成的。這些人常常為了節省時間、懶惰以及減肥之類的理由，而不願進食早餐。

早晨不吃東西，便無法引發胃腸反射，當然就不能使大腸在早晨產生陣發性的強蠕動，也就不能引起便意。因此便秘症的患者每天早上都要進食早餐，以引起便意，一感覺有便意時就應該立即上廁所。若能持續如此，必然就可以每天引起便意，並逐漸遠離便秘症的困擾。

忌：不宜貪吃零食

很多人都有吃零食的習慣，還有部分人喜歡把零食當成正餐，進食很不規律，這種不良的飲食習慣恰恰就是形成便秘症最常見的原因。

琳琅滿目的零食，如油炸品、醃製品等，大大滿足了自己的食欲，卻因為缺少纖維素而給腸道蠕動造成了巨大的障礙。甚至有些愛美的女性會為了控制體重，一味地控制食量，這樣就會因為食物殘渣積存不足，而導致腸道蠕動失去動

力，致使從糞便中持續吸收水分和電解質。種種原因造成排入直腸的糞便重量壓力達不到刺激神經末梢感受器興奮的正常值，無法形成排便反射。因此不能經常吃零食，因為這樣易導致便秘症，更不利於便秘症的痊癒。

忌：不宜在吃油膩的食物後喝茶

很多人在攝取過多油膩食物後，都習慣喝茶來緩解油膩的感覺，其實這樣做是不對的。喝茶要選取一個適當的時間，才能發揮它的功效。

茶葉中含有大量鞣酸，與蛋白質結合後會生成具有收斂性的鞣酸蛋白質，使腸蠕動減慢，從而延長糞便在腸道內滯留的時間，既容易形成便秘症，又增加有毒和致癌物質被人體吸收的可能性。因此，吃了油膩的食物後喝茶水不僅不能幫助消除油膩的感覺，還會導致便秘症。

忌：不宜繼續不良生活習慣

對於便秘，很多人束手無策，吃藥、食療都不起作用，殊不知便秘往往與生活習慣有關，如果糾正不良的生活習慣，有些便秘會不治而癒。

1.飲食習慣。不良的飲食習慣，如進食量過少、飲水量少、過量吃辛辣食物、食物過於精細、食物的熱量太高、食用太少的蔬菜和水果等，都可能導致因腸道刺激不足而引起便秘。因此，為了避免不良飲食習慣導致便秘，可以多吃些含粗纖維的食物，少吃肥膩辛辣的食物。

2.缺乏運動。久坐不動，身體缺乏運動，腸道的肌肉就會變得鬆弛，蠕動功能減弱，這是誘發便秘的重要因素。因此在工作或是讀書一段時間後，就要注意起來運動，積極做好預防便秘的工作。

3.排便不定時。很多人會養成上廁所看書報的不良習慣，其實這也是誘發便秘的原因。當一個人把注意力全集中在報紙上時，會導致排便反射逐漸減弱，讓便意消失，使得排便更不順暢，長期容易誘發便秘問題。

4.神經失調。人際關係緊張、家庭不和睦、心情長期處於壓抑狀態，都會使自主神經功能紊亂，引起腸蠕動抑制或是亢進。過度勞累、精神緊張會抑制腸蠕動和消化液分泌，導致消化不良，引起便秘。

5.生活起居不規律。作息無規律，如長期熬夜，使得生理時鐘規律被破壞，也易擾亂植物神經系統調節功能，進而使腸胃功能紊亂，誘發便秘。

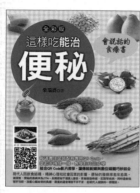

實用生活23

這樣吃能治便秘

金塊 文化

作　　　者：柴瑞震
發 行 人：王志強
總 編 輯：余素珠
美術編輯：JOHN平面設計工作室

出 版 社：金塊文化事業有限公司
地　　　址：新北市新莊區立信三街35巷2號12樓
電　　　話：02-2276-8940
傳　　　真：02-2276-3425
E - m a i l：nuggetsculture@yahoo.com.tw

匯款銀行：上海商業銀行 新莊分行（總行代號011）
匯款帳號：25102000028053
戶　　　名：金塊文化事業有限公司

總 經 銷：商流文化事業有限公司
電　　　話：02-5579-9575
印　　　刷：大亞彩色印刷
初版一刷：2015年11月
定　　　價：新台幣320元

ISBN：978-986-91583-6-7（平裝）
如有缺頁或破損，請寄回更換
版權所有，翻印必究（Printed in Taiwan）
團體訂購另有優待，請電洽或傳真

本書中文繁體字版由湖北科學技術出版社有限公司授權
金塊文化事業有限公司獨家出版發行

國家圖書館出版品預行編目資料

這樣吃能治便秘 / 柴瑞震作. -- 初版. –
新北市：金塊文化, 2015.10　　224 面；17x23 公分
ISBN 978-986-91583-6-7(平裝)
1.便秘 2.食療 3.食譜
415.506　　　104017116